ちくま新書

# ストレスに負けない脳のセルフケア

674

熊野宏昭
Kumano Hiroaki

# ストレスに負けない生活【目次】

第3章 力まず編 081



第4章 避けず編 121

章扉イラストレーション＝たむらかずみ

# はじめに

この本を手に取られた多くの方は、病院にかかるほどではないけれども仕事や生活でそれなりにストレスを抱えており、時には、「いっぱいいっぱい」になったり、切れそうになったりしながら、日々頑張って暮らしているのではないでしょうか。そして、毎日をどのように過ごせば、少しでも楽しく、ゆったりと生きられるのか、さらには、ストレスから病気になったりしないですむのかといったことを知りたいと思っているに違いありません。

しかし、そこで問題なのは、誰の、どんな情報を参考にすればよいのかということです。週刊誌などが取り上げる健康増進や能率向上のための特集を読みふけったり、はたまた数限りなくある占いにはまったり、一部の方は宗教に助けを求めたりすることもあるかもしれませんが、なかなか根拠のある合理的な方法は見つからないのではないでしょうか。

そういった場合に、役に立つ考え方と方法を提供することが本書の狙いです。つまり、現代社会に生きる万人の関心事とも言える「ストレス」に対して、受身的に悩むだけではなく、自分でストレス自体を変えていく方法について説明することを狙いとしています。誤解を恐れずに言えば、病気になってから病院に駆け込み、医者に自分の運命を託すことになる前に、「自分のために自分で行う予防医療」ができるようになるための具体的な方法論を提供しようというわけです。

また、もし何らかの病気になってしまった場合でも、適切な薬物療法や外科的治療法を受けながら、回復を早め上手に病気と付き合っていくために、本書で紹介する様々なセルフケアの方法がきっと役に立つと思います。

そこで、まず第1章では、「ストレス」そのものの心身両面からの理解を図ります。ここでは、ストレスの基盤となる身体的な仕組みとともに、われわれが生きる主体としてどのようにストレスに関わるのかといった心理的メカニズムの説明も行っています。その中で、ストレスをもたらす状況には、「頑張る系」と「我慢する系」の二つがあるという視点も提供します。

続く第2章では、人によってストレスがたまりやすい人、たまりにくい人がいる事実を、「毎日の習慣＝行動」面から人間を理解する視点を導入することによって説明していきます。そして、「頑張る系」と「我慢する系」のどちらの行動パターンもストレスがたまるということ、そしてそのそれぞれが、あらゆる悩みの共通の原因である「怒り」と「欲」に関係しているという見取り図を提供します。ここでは、従来の身体面から人間を捉える生物医学に対して、行動面から人間を捉え、その行動のコントロールを通して病気や健康にアプローチしていく「行動医学」の基本原理に関しても解説します。本書の学問的なベースは、実はこの「行動医学」にあります。

ここまででストレスが健康を阻害するメカニズムと、それを医学・医療の中で扱うパラダイムについて理解できたところで、次はお約束どおり、そのストレスを自分でマネジメントしていく方法のミニマム・エッセンシャルを、「力まず、避けず、妄想せず」といったキーワードに基づいてご紹介していきます。第1章、第2章が難しいと感じられる方は、第3章以降から読んでいただいてもよいと思います。

第3章は「力まず編」として、ストレスと対極にあるリラクセーション状態の特徴と、それを作り出す具体的な方法について解説します。ここでのポイントは、リラクセーションとはただのんびりとしただけの状態を指すのではなく、特定の原則にしたがった実習法によって作り出される独特な心身の状態であるということです。そして、毎日、効果的なリラクセーション法を実習していけば、ストレス（健康にとっての負債）がたまるのとはまったく逆に、リラクセーションの貯金ができていくという視点がとても重要になります。

第4章「避けず編」は、行動医学の臨床で活用されている認知行動療法に関する説明です。これは、行動心理学の知見に基づき、日々の生活の中で繰り返され、身体や心の症状や問題行動を長引かせてしまっている特徴的な行動パターンや思考パターンを特定し、それを系統的に変えていこうとする方法論です。現代の大きな健康問題である生活習慣病を改善するにも、薬の服用とともに生活習慣＝毎日の行動パターン・思考パターンを変えていかなくてはならないのですが、妙なことに、現在の日本でその具体的な方法（つまり、認知行動療法の技術）を教えてくれる病院はほとんどないのです。

そして、第5章は「妄想せず編」として、近年、欧米を中心に初期仏教の瞑想法が行動医学・心理臨床に取り入れられ、様々な病気の症状そのものやＱＯＬ（生活の質）の改善に大きな効果を上げている「マインドフルネス」という方法について解説します。これは、余計な考えを差し挟まずに現実をそのまま認識していくための方法なのですが、認知行動療法における認知（＝思考パターン）の役割の重視と直接つながっています。さらに、自己イメージが、われわれの体験するストレスやそれからの解放に決定的な意義を持っていることも教えてくれ、そもそもストレスを作り出していたのが自分であったことに気づかせてくれるはずです。

さあ、それでは、ストレスやそれが生み出す病気の影におびえながら疲労困憊した毎日を送る代わりに、ストレスの本質を見抜き、そこから自由になるための三つの方法を手に入れる旅に、一緒に出かけようではありませんか。

第1章

# ストレスって何？

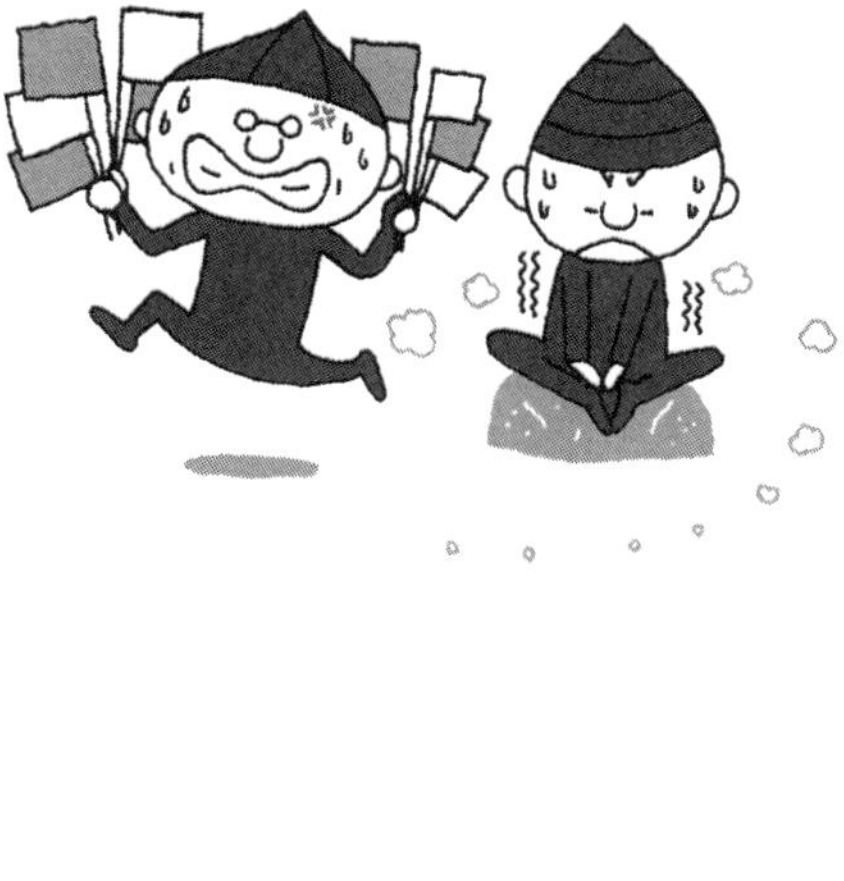

## †ストレスとはたまるもの

この本の読者の皆さんの中には、「最近ストレスがたまるなぁ」と思っている方も多いと思います。ストレスという言葉は、ここ二〇年ほどの間に確実に日常生活の中に定着しました。現在では、小学生から老人まで、ストレスという言葉を知らない人はいないのではないでしょうか。ということは、「ストレスがたまる」という体験も、万人に共通のものになっていると思われます。

実際、多くの人が「今度の仕事はストレスが大きくて」「ご近所とのつきあいって結構ストレスがたまるのよね」「受験勉強のストレスを乗り切らなきゃ」など、ごく当たり前のように口にしています。そういった言葉が自然に出てくるということは、ストレスがたまると、イライラしたり、落ち込んだり、不安になったり、眠れなくなったりと気持ちに余裕がなくなることや、胃が痛くなったり、下痢をしたり、頭が痛くなったり、風邪を引きやすくなるなど、様々な身体症状が現れてくることを、みんな経験的によく知っているからなのでしょう。

さてしかし、「ストレスって何ですか?」と改めて訊ねられて、的確に答えられる人は実はあまりいないのではないでしょうか。身近な問題なのに、なかなか明確に定義できないものなのです。その第一の理由は、「ストレス」が実体ではないということにあります。身体の中のどこかを覗いても「ストレス」の正体は見えません。何らかの物質を測定したり、特定の問診をすることによって、ストレスを確実につかまえることができるわけではないのです。つまりストレスとは、多くの人々が共有する体験に基づいて、関連する事柄をうまく説明するために仮定された「構成概念」なのです。

そう考えて整理してみると、先ほどのストレスに関する一般的な言葉の中にも、いくつか性質の異なる概念が含まれていることに気づきます。

まず、私たちは「ストレスが大きい／強い」といった言い方をしますが、これは、状況の厳しさや負担の大きさを表しています（①）。それから、「ストレスがたまる」という言い方は、無理をした結果自分の中に起こる「変化」を表しています（②）。そして、ストレスがたまった時に、いらいらしたり胃が痛くなったりするのは、ストレスによってもたらされる心身の問題と言ってよいでしょう（③）。

長年にわたるストレス研究の中で、これらはそれぞれ、①ストレッサー、②ストレス、③ストレス反応として区別されるようになっています。つまり、「ストレス」という言葉をもっとも正確に使っているのは、「ストレスがたまる」という表現なのです。

私たちの心身の全体をゴムボールとイメージしてください。その場合、ボールに外から加わる力がストレッサー、そこで生じるへこみがストレスです（図1）。そして、外部からの圧が継続して加わったままだとボールは破裂してしまいますので、内側から押し返して元に戻ろうとする作用が起こります。それがストレス反応であると考えるとよいでしょう。

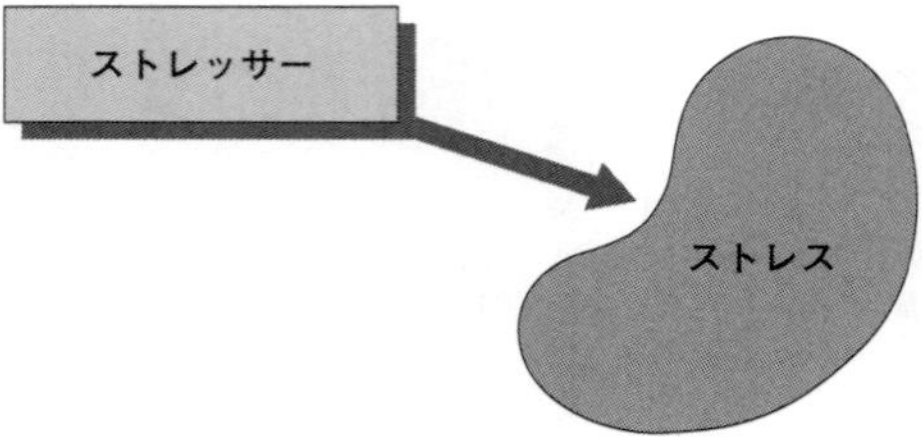

図1　ストレスとは

以上を分かりやすくまとめたものが、図2です。この図に示したように、ストレス反応には、心理面や身体面に出るものの他に、お酒やタバコの量が増えたり、せっかちになったり、じっとしていられなくなるなど、行動面に出ることもあります。

また、同じストレッサーにさらされても、ストレスがたまりやすい人もいれば、まったく平気な人もいます。みなさんの職場にも、どんなに過酷な仕事を与えられても、不思議にさらりとこなしてしまう人もいれば、プレッシャーに弱く、すぐに気に病んだり身体を

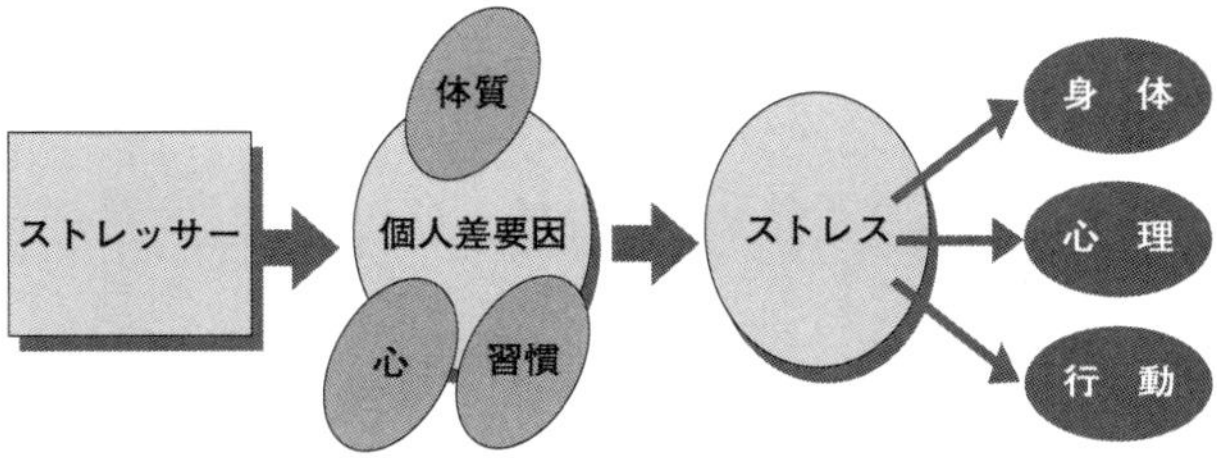


図２　ストレスの構成要素

壊してしまう人もいることでしょう。個人差の背景には、体質的な個人差、心理的な個人差、日常の生活習慣の個人差要因があって、ストレッサーに対する強さ・弱さが変わってくるわけです。

## †心身のバランス維持の仕組み

われわれの身体や心は常に一定のバランスを保つように調整されていますが、そのことをホメオスタシス（恒常性）の維持という言葉で表現します。ストレスとはこのホメオスタシスを崩す力を持つものであり、そのため健康の大敵になるのです。だとすれば、ストレスを理解するためには、まずはこのホメオスタシスがどのようにコントロールされているかを知ることが重要になります。

身体と心をコントロールする司令塔としてすぐに思い浮かぶのは「脳」でしょう。確かに、脳は全身の働きをトップダウンに中枢制御していますし、さらには心の座でもありますから、心身のバランスを維持する上で最も重要な働きを担っていると言ってよいのです。しかしその一方で、われわれの身体は非常に複雑で動的なシステムですので、部分部分がある程度自律的に分散して制御する仕組みが何重にも発達しています。その中の、中枢と末梢を結んで全体をバランスよく働かせる代表的な仕組みとして、自律神経系、内分泌系《ないぶんぴつけい》、免疫系の三つが知られています。これらはまとめて「生体機能調節系」と呼ばれることもあります。

自律神経系は交感神経と副交感神経から成り、通常は意識と関係なしに働いている様々な臓器を自動コントロールしています。その際、交感神経は血圧や脈拍を上昇させ呼吸を速くし汗をかかせたりと、アクセルを踏みながら燃料を燃やす働きをします。副交感神経は逆に、呼吸循環器系などの働きを抑える一方で消化吸収の働きを高めたりと、ブレーキをかけつつ燃料の蓄積を増やす働きを担います。ストレスがたまると、短期的には交感神経の働きが高まりますが、慢性的になってくるとブレーキをかけるために副交感神経が過剰に働いて、逆にバランスを崩してしまうことも起こってきます。

内分泌系はホルモン分泌に関わる働きを担います。ホルモンとは、内分泌腺（甲状腺、副甲状腺、副腎、性腺など、身体中に何種類かあります）から血液中に分泌される物質のことで、血液に乗って全身に運ばれ、作用を発揮する部位まで届くと効果が現れます。例えば、副腎髄質《ふくじんずいしつ》から分泌されるアドレナリンというホルモンは、全身の血管の収縮による血圧上昇をもたらしますし、心臓では拍出量の増加を引き起こします。

読者のみなさんはもうお気づきになったかもしれませんが、このアドレナリンというホルモンの働きは、前述の交感神経とかなり共通したものです。交感神経が秒から分単位で働くとすると、アドレナリンは分から時間単位で働き、長い時間興奮・活動状態に留まる必要がある場合は、途中でバトンタッチして働くことになるのです。つまり、このアドレナリンという物質もストレスと大きく関わってくることになります。

そして免疫系とは、白血球やリンパ球の集団からなるネットワークを全身に張り巡らせて、「自己」以外の異物（細菌、ウイルス、腫瘍細胞などの生命体であることが多い）を排除する働きを持っています。免疫には細胞自体が直接異物を取り込んで処理する（貪食と言います）細胞性免疫と、異物を破壊する抗体という物質を産生することによって働く液性免疫の区別があります。体内に異物が侵入すること自体が「身体的ストレス」と考えられますが、それに呼応して活動を強め、「身体的自己の統一性」というホメオスタシスを回復する重要な働きをするわけです。その一方で、ストレスが長く続くと機能が低下する面があります。身近なところでは風邪を引きやすくなるなどの、また長年の間にはガンの発症や進行を助長するなどの現象に関与する身体の働きである、と言うことができます。

以上三つのシステムは、それぞれの中で情報を伝達するためのメッセンジャーを持っています。自律神経系（および中枢神経系）では神経伝達物質、内分泌系ではホルモン、免疫系ではサイトカインがそれに当たりますが、それぞれのメッセンジャーが別の系にも働くクロストークという現象もよく知られています。また、三つのすべての中枢（コントロールセンター）が間脳《かんのう》の視床下部《ししょうかぶ》にあることからも、全体として協調しながら「生体機能調節系」として働いている様子が窺えるでしょう。そして、視床下部は中枢神経系（脳）の一部ですので、それと隣接している大脳の働きの影響を直接・間接に受けることも理解できると思います。

以上述べてきた生体機能調節系によって、通常われわれの身体は自動的にちょうどよい（健康な）状態に保たれているわけですが、ストレスがたまった状態が続くと、この微妙なバランスが崩れてしまい自動的には立て直せない（病気の）状態になってしまうわけです。本書のテーマである「ストレスマネジメント」の方法論とは、そのバランスが崩れた状態を自分の力（大脳の働き）で回復させ、さらにストレスに対する抵抗力まで高めようという狙いを持っているものです。

## †身体的ストレス研究の歴史

ストレスをさらに深く理解するために、先に述べた生体機能調節系との関わりから、ストレスの身体的な側面がどのように解明されてきたかをまとめてみましょう。

「ストレス」という言葉が初めて医学・生理学用語として使われるようになったのは、今から七〇年ほど前のことです。後に述べるハンス・セリエという生理学者が一九三六年、英国の科学誌『ネイチャー』に「ストレス学説」を発表しました。

ただ、現代から考えて同様の現象を初めて扱ったのは、二〇世紀初頭の生理学者ウォルター・B・キャノンであったと言えるでしょう。キャノンは、動物が追い詰められて「戦うか、逃げるか」という選択が要求される状態のとき、身体にどんな変化・反応が起こるのかを調べました。その結果、全身性の交感神経の興奮が起こることを明らかにしました。つまり、交感神経の働きによって、身体が闘争／逃走モードになるわけです。

さらにキャノンは、ストレス反応における交感神経—副腎髄質系による生体調節の仕組みを明らかにしました。交感神経は心理的・身体的緊張の高まりとともに働くのですが、それが長引くような状態になると、内分泌系の副腎髄質にスイッチされ、アドレナリンが分泌されてストレス反応を持続させるという仕組みを明らかにしたわけです。

「戦うか、逃げるか」を実行してしまうと、その後の身体には、元の状態に戻ろうという変化が起こります。このように生体が内部環境を一定に保とうとする働きが、ホメオスタシス＝恒常性です。生体にとって重要な働きであるホメオスタシスを定義・命名したこともキャノンの功績です。

ストレスの生理学的研究で次に紹介するのは、ハンス・セリエの研究です。彼は、ラットにウシ卵巣の抽出物を与えた場合、どんな反応が起こるかを調べました。

この実験で明らかになったのは、胃の粘膜からの出血、副腎皮質の肥大、胸腺《きょうせん》の萎縮の三点です。そして同時に、卵巣に限らず腎臓や脾臓などの抽出物でも同様の変化が引き起こされることも示されました。今では、胃潰瘍の発症にピロリ菌による感染が関わっていることが知られていますが、少なくとも急性の胃粘膜出血にストレスが関与していることは、手術を受けた患者の術後経過などからもよく知られています。副腎皮質の肥大は内分泌系の反応、胸腺の萎縮は免疫機能の抑制を示していると言えます。

セリエは、ストレスが内分泌系や免疫系の様々な側面に影響を与えることを明らかにしたわけですが、なかでも内分泌系、特に脳下垂体—副腎皮質系の働きに重きを置いていました。前述の実験で、肥大を示した副腎皮質からはコルチゾールというホルモンが分泌されますが、コルチゾールは、現在、代表的なストレスホルモンとして知られています。

またセリエは、ストレスが、特定の刺激だけではなく、様々な有害刺激に対して同じような身体の反応（汎適応症候群）が起こる非特異的なものであることを明らかにしました。それまでは、病原菌が身体に入ると特定の臓器に特定の異常が起こり、病原菌が異なれば異常の現れ方も変わる、つまり、ある刺激に対してはいつも決まった反応が起こることが常識だったのです。ストレスの非特異性を明らかにしたのがセリエの大きな功績のひとつだと言えます。

キャノンやセリエを嚆矢《こうし》としてストレス研究が進展しますが、特に人を対象にした場合の適切な研究方法がなかったために、長い間、生体機能調節系の大部分はブラックボックスとされたままで研究が進められてきました。このパラダイムには、先に述べたようにセリエがストレス反応を非特異的なものであると考えたことが関係しています。つまり、第一に重要なのは、様々な臓器におけるストレス反応の詳細を調べ、治療に役立てることだったため、ストレッサーの種類や、生体機能調節系の中で何が起こっているかは、当面分からないままでもよいという考え方があったのでしょう。

その後、ストレッサーという入力によって、生体にストレスという特徴的な状態が作り出され、それが身体面、行動面、心理面への出力であるストレス反応として検出されるという立場から多くの研究が進められてきました。何らかのストレッサーを加えたときに、循環器系、呼吸器系、消化器系などの末梢臓器にどのような生理的変化が現れるかを検討するといった研究です。そして、それらの研究は、実際に心身症（その発症や経過に心理社会的要因の関与が認められる身体疾患）を含む様々なストレス関連疾患の病態生理の解明に大きな役割を果たしてきました。

さらに時代が下ると、入力と出力の間をつなぐ生体機能調節系の働きが詳しく明らかになり、自律神経系、内分泌系、免疫系、そして中枢神経系の働きも含めて検討できるようになりました（ブラックボックスのホワイトボックス化）（図3）。そしてその結果、ストレスという構成概念的状態は、身体面からは生体機能調節系自体のストレス反応として特定されることになり、それと並行して、やはりストレッサーの種類によって起こるストレス反応が微妙に違うということなども分かってきました。後に詳しく説明しますが、同じ「無理をする」のでも、「頑張る系」の無理と「我慢する系」の無理とでは、明らかにスト

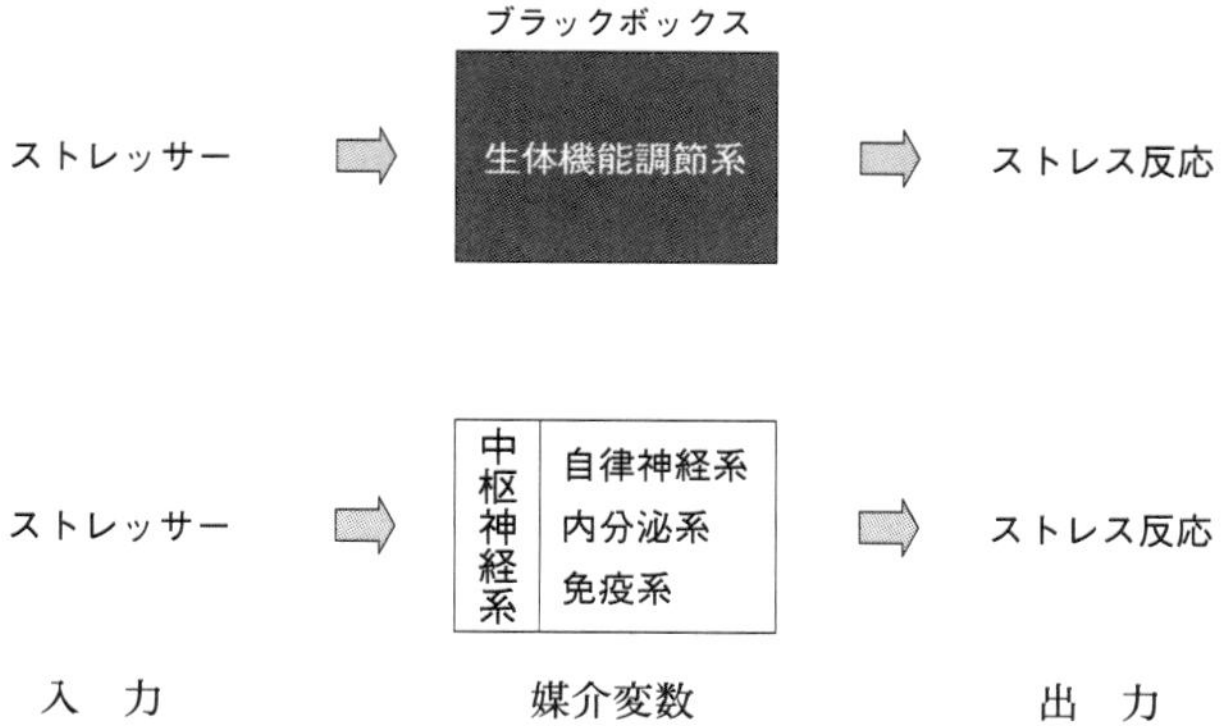


図３　ストレスの生理的モデル

レス反応が違ってくるのです。

### ✝心理的ストレスとは

人生には、ときどき非常にインパクトの大きい出来事が起こります。例えば家族が亡くなったり、大災害に遭ったり、破産してしまったり。もちろんネガティブなことばかりでなく、結婚や子どもの誕生、入学・卒業など喜ばしいことでも、生活が一変してしまうような出来事があります。そのような場合、新たな生活環境に再適応するまでに、ある程度の心理的負担がかかります。こうしたライフイベントをストレッサーとみなし、詳しく定義したのが社会心理学者のホームズとレイです。二人は心理学の立場から最初にストレス研究にアプローチしました。

ホームズとレイのストレスモデルは、ライフイベントの負担の量を得点化して評価しようという発想で、社会的再適応評価尺度を作成しました（表1）。配偶者が亡くなった時の負担を一〇〇点として、それぞれの体験の負担が相対的に何点になるかを、大規模な調査によって明らかにしたのです。このパラダイムでは、図2で示した個人差要因が考慮されていない点に注意が必要です。つまり、個人の特性はブラックボックスとした上で、入力としてのライフイベントの強さによって、影響の強さが決まってくると考えているわけです。

しかし、様々なライフイベントが持つインパクトの強さは、文化圏や個々人によって当然異なることが予想されます。ホームズとレイの研究は、その点を考慮していなかったため、日本でそのまま使うことはできません。そこでストレッサーを評価するための指標として、あてはまる項目を選び、自覚的なストレス度を評価させる形式のものなども開発されています。ただ、そうなると今度はストレッサーと個人差要因が一緒に評価されることになってしまいますので、そこがマイナス面になります。

一方、現在最も一般的に受け容れられている心理的ストレスモデルは、ラザルスらのものですが、その中では「日常いらだちごと」というストレッサーが取り上げられています。

表１　社会的再適応評価尺度

| 順位 | 生活上のできごと | 強度 |
|---|---|---|
| 1 | 配偶者の死 | 100 |
| 2 | 離婚 | 73 |
| 3 | 夫婦の別居 | 65 |
| 4 | 刑務所などへの勾留 | 63 |
| 5 | 近親者の死 | 63 |
| 6 | 自分のけがや病気 | 53 |
| 7 | 結婚 | 50 |
| 8 | 解雇 | 47 |
| 9 | 夫婦の和解 | 45 |
| 10 | 退職や引退 | 45 |
| 11 | 家族が健康を害する | 44 |
| 12 | 妊娠 | 40 |
| 13 | 性生活がうまくいかない | 39 |
| 14 | 新しく家族が増える | 39 |
| 15 | 仕事の再調整 | 39 |
| 16 | 経済状態の変化 | 38 |
| 17 | 親友の死 | 37 |
| 18 | 職種換えまたは転職 | 36 |
| 19 | 夫婦の口論の回数が変わる | 35 |
| 20 | 100万円以上の抵当(借金) | 31 |
| 21 | 抵当流れまたは借金 | 30 |
| 22 | 仕事上の責任の変化 | 29 |
| 23 | 子供が家を去って行く | 29 |
| 24 | 身内のトラブル | 29 |
| 25 | 優れた業績をあげる | 28 |
| 26 | 妻の就職、復帰、退職 | 26 |
| 27 | 復学または卒業 | 26 |
| 28 | 生活状況の変化 | 25 |
| 29 | 生活習慣を変える(禁煙など) | 24 |
| 30 | 上司とのトラブル | 23 |
| 31 | 勤務時間や勤務条件の変化 | 20 |
| 32 | 転居 | 20 |
| 33 | 学校生活の変化 | 20 |
| 34 | レクリエーションの変化 | 19 |
| 35 | 宗教活動の変化 | 19 |
| 36 | 社会活動の変化 | 18 |
| 37 | 100万円未満の抵当(借金) | 17 |
| 38 | 睡眠習慣の変化 | 16 |
| 39 | 家族だんらんの回数の変化 | 15 |
| 40 | 食習慣の変化 | 15 |
| 41 | 休暇 | 13 |
| 42 | クリスマス・お正月 | 12 |
| 43 | ちょっとした法律違反 | 11 |

(ホームズとレイ　1967)

これはライフイベントとは対照的に、一つ一つの出来事はそれほどインパクトが大きくないのですが、日常的、慢性的に続くのでとてもわずらわしい、今の言葉で「うざい」というようなストレッサーのことです。例えば、隣近所の騒音が迷惑、職場の人間関係がうまくいかない、病気がち、経済的に余裕がない、というようなものです。

ラザルスの優れていたところは、個人の反応性の違いを想定したことです。これに関係しているのが、ストレッサーに対する認知的評価と対処（コーピング）です。つまり、身体的なストレス研究と同じように、ここでも、個人をブラックボックスからホワイトボックス化していく方向に研究が進んだわけです。

認知的評価というのは、置かれた状況をどう捉えるかということです。例えば重要な仕事を任されたとき、ある人は、「大変だ。こんな難しい仕事は自分にはできっこない。何でこんな大変な仕事を任されたんだろう」というふうに考える。またある人は、「これはいい機会だ。新しいスキルを身につけるチャンスだ」というふうに捉えて取り組む。そういった認知的評価の違いによって、前者のほうが明らかにストレス反応は大きくなります。

認知的評価に引き続いて行われるのが、対処と言われるものです。詳しくは後でまた触れますが、先の例で言えば、前者のようにネガティブな評価をする人は、お酒でも飲みにいって忘れようとするかもしれませんし、何とか理由をつけてその仕事を避けようとするかもしれません。そういった消極的な対処を取ることが多いでしょう。それに対して、ポジティブに評価した人は、その仕事に関係した情報をどんどん集めたり、何をすれば課題を達成できるか、問題解決に向けた行動を取ることができると思います。こうした対処(コーピング)も、行動の後に起こるストレス反応の強さ/弱さに非常に深く関係があるということが示されました。

さらに周囲の人たちのサポートがどのくらいあるか、あるいはサポートに対する満足度がどの程度あるかによっても、ストレス反応は異なります。これをソーシャルサポートと言います。

心理的ストレスに関連したモデルには、もう一つ職場ストレスモデルがあります(図4)。これは、仕事の「要求度」と「裁量の自由度」の二つを変数とします(のちに上司や同僚からの「サポート」が加わる)。この組み合わせから、特定の職場のストレスの強さを評価しようとするモデルです。最も大きなストレッサーとして作用するのは、要求度が高く自由度が低い、さらにサポートが少ない職場です。想像しただけで労働意欲が萎えそうです。職場モデルについては、R・カラセックが開発したJCQ(Job Content Ques-

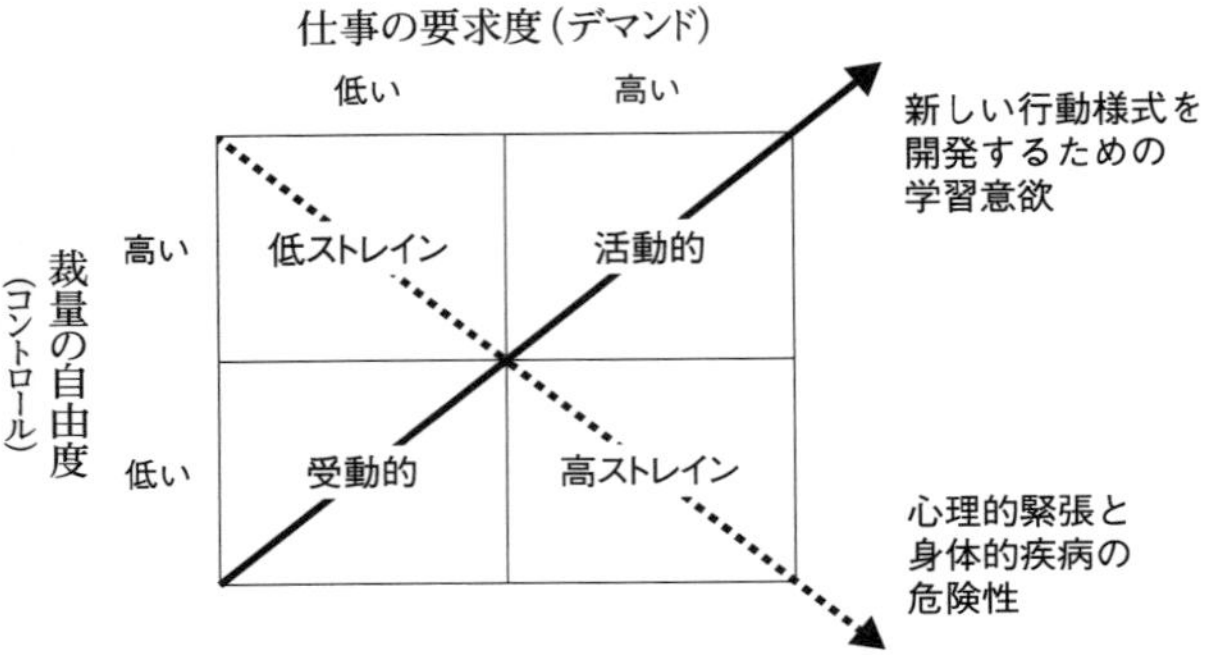


図4　職場ストレスモデル（カラセック、1979）

tionnaire）の日本語版があり、職場のストレス評価に用いられています。

**†脳は身体と心の蝶番**

「ちょっと無理しすぎだな」「今度の上司は苦手だ」というように、ストレスを最初に感知するのは大脳です。当初から、ストレスに大脳が関わっていることは、理論的には想定されていましたが、あまり研究がなされていませんでした。セリエのモデルでは、脳の底部にある脳下垂体に反応が起こり、それが副腎皮質に伝わって副腎皮質ホルモンが分泌されるとされていますが、ではストレスがかかったことを脳下垂体に伝えるメッセンジャーは一体何か、それは解明されていなかったのです。

脳に関する研究は、ここ二〇年ほどで飛躍的に伸び、今では様々なことが明らかになっていますが、ストレスにおける脳機能研究も、それとともに進展しました。

身体的なストレスと心理的なストレスに、脳がそれぞれどのように関わるのかを明らかにしたJ・ハーマンらの動物実験があります。

身体的なストレス実験では、ネズミを金網にくるんで動けなくする、電気ショックを与えるといった物理的ストレッサーを与えます。一方の心理的ストレス実験では、例えば、電気ショックなど物理的ストレスを加えられている仲間のネズミを、透明なアクリル板で仕切った隣の部屋から見せ、しかもそこから逃れられないという状況を作ります。ネズミにとって、この心理的ストレスはかなり強いと考えられます。それぞれの条件下で、脳のどこがどのように反応するかを、「最初期遺伝子の発現」と言われるタンパク合成に関わる最早期段階の変化で調べます。

図5にそれぞれの伝達経路を示します。

まず身体的ストレス実験では、大脳皮質はほとんど賦活されず、身体から入った情報は脳幹《のうかん》の延髄《えんずい》を介して視床下部《ししょうかぶ》と視床に伝達されます。大脳皮質は、ヒトで特に発達した高次機能を担う部分で、脳幹とは、脳の底部にあって大脳と脊髄を結び、生命維持に重要な

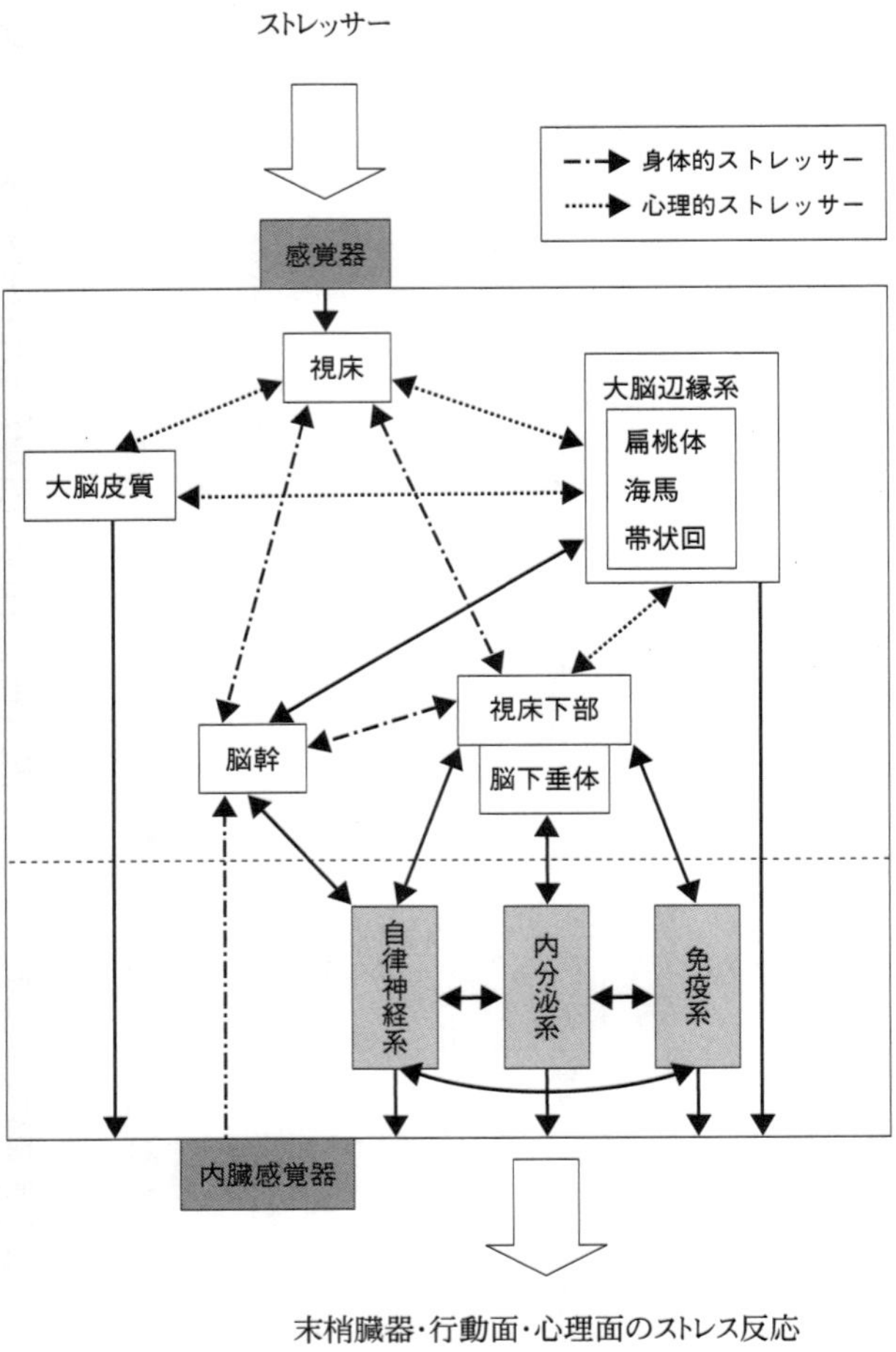


図5　中枢神経系の情報伝達経路

働きをしている部分です。また、視床下部は、先にも説明しましたが、生体機能調節系（自律神経系、内分泌系、免疫系）を司る部分です。

これに対し心理的ストレス実験では、逆に脳幹は関与せず、大脳皮質と大脳辺縁系の賦活が見られ、そこから視床下部に伝達されていきます。ヒトで言えば、「頑張りすぎだな」「無理をしているな」と認識するのが大脳皮質で、「つらい」「いやだ」といった情動に関わるのが大脳辺縁系、特に扁桃体《へんとうたい》、海馬《かいば》、帯状回《たいじょうかい》といった部分になります。心理的ストレスでは、このように認知的反応と情動的反応とがやり取りをしながら、ストレッサーを認識していくと考えられます。

つまり身体的ストレッサーでは、高次の中枢を介することなく直接視床下部に信号が送られてストレス反応が起こるのに対し、心理的ストレッサーでは、おもに高次脳機能によって、自らに負担がかかっていることを認識し、その信号が視床下部に伝達されていくわけです。

大脳は、大脳以下の脳全体――視床下部、脳下垂体、脳幹、さらには生体機能調節系を介して身体をコントロールしています。と同時に、脳は心の座でもありますから、心もコントロールしています。だから、ストレスについて考える際、脳がバランスを崩すと身体にも心にも悪影響が及ぶことが分かるでしょう。ちょうど、身体と心の蝶番の位置にある。そんなふうに考えるとストレスが理解しやすくなると思います。

## †対応の仕方で天地の差が

先に「対処」について簡単に述べましたが、対処＝コーピングはストレスによる負担の大きさを左右しますので、ここで少し詳しく説明しましょう。

対処とは、ストレスを自覚した際に、不快感を和らげたりストレッサーを解消するために、どう考え、どう行動するか、ということです。先の例で言えば、重要な仕事を任されたときに、最初からあきらめモードでなるべく仕事を避けようとするか、前向きに計画を立てたり情報を集めて積極的に仕事に取り組もうとするか、ということです。

また、対処に関する研究には、個人の中である程度一貫して見られる傾向を検討する「対処スタイル」に関する研究と、実際にある特定の状況で採用される「対処方略」に関する研究との、二つのアプローチがあります。

例えば暑い部屋で計算問題などの課題を与えられた場合、そのままでは作業効率が上がりません。その時、ひたすら暑さに耐えて課題に取り組む人もいれば、空調を調節してもらうなど条件を変えるよう働きかける人もいると思います。このように対処スタイルとは、人それぞれの性格や心の傾向に関わっているものであり、それを研究対象とします。

一方、たとえ暑くてもこの条件で頑張って計算問題を解きなさいと言われれば、まったく解かずにぼーっとしていることは難しいでしょう。どんな性格傾向の人でも、同じような対処を求められる状況というのがあります。対処方略とは、状況が持つ性質によって対処が変わるという側面を研究するものです。

対処スタイルには、ストレッサーそのものの強さとは関係なしに（独立に）ストレス反応に影響する面もありますし、ストレッサーの効果を増強したり相殺したりする面もあります。

一〇〇人程度の大学生に、日常いらだちごとを測る三七項目、「落ち込み・不安」「無力感」「不機嫌・怒り」の三つのストレス反応を測る一八項目、八つの対処スタイルを測る二四項目からなる質問紙に回答してもらいました。その結果、日常いらだちごと（ストレッサー）は、いずれのストレス反応も増大させていました。

日常いらだちごとと独立な対処スタイルの影響を見ると、「肯定的解釈」という対処スタイルが、「落ち込み・不安」「無気力」のストレス反応を改善する効果を示していましたが、「責任転嫁」という対処スタイルは全く逆に両者を増大させていました。その他、「情報収集」は「落ち込み」を改善し、「計画立案」「カタルシス」は「無気力」を改善していました。

さらに、日常いらだちごとの影響力を強めるか弱めるかを検討した結果では、やはり「肯定的解釈」が、「落ち込み・不安」と「無気力」に対する日常いらだちごとの影響を緩和していました（つまり、ストレッサーがあってもストレスがたまらない）。その一方で、「責任転嫁」は全く逆に両者に対する日常いらだちごとの影響を増強する（つまり、ちょっとしたストレッサーでもうんとストレスがたまってしまう）という効果を示していたのです。それ以外では、「回避的思考」が「落ち込み・不安」に対する、「カタルシス」「計画立案」が「無気力」に対する日常いらだちごとの影響を弱める一方で、「気晴らし」と「カタルシス」は「不機嫌・怒り」に対する日常いらだちごとの影響を強めていました。

これらの結果から、ものごとの良い面を見るように心がけている人には、日常いらだちごとというストレッサーがあってもストレス反応が現れにくく、すぐに人のせいにして責任逃れをする傾向のある人には、逆にストレス反応が起こりやすくなると考えられるでしょう。

表2　対処スタイルの分類

| 代表的質問項目 | 下位尺度 | ①②③ |
|---|---|---|
| すでに経験した人から話を聞いて、参考にする | 情報収集 | E P B |
| 原因を検討し、どのようにしていくべきかを考える | 計画立案 | E P C |
| 誰かに話を聞いてもらい、気を静めようとする | カタルシス | E E B |
| 悪いことばかりではないと、楽観的に考える | 肯定的解釈 | E E C |
| 自分は悪くないと言い逃れする | 責任転嫁 | A P B |
| 自分では手におえないと考え、放棄する | 放棄・諦め | A P C |
| 買い物や賭け事、おしゃべりなどで時間をつぶす | 気晴らし | A E B |
| 嫌なことを頭に浮かべないようにする | 回避的思考 | A E C |

①ストレッサーに関わろうとするか（E）／回避しようとするか（A）
②問題解決に向かうか（P）／感情安定化に向かうか（E）
③行動で対処するか（B）／思考で対処するか（C）

（Tri-Axial Coping Scale-24　神村栄一ほか、1995）

思うようにいかないことがあれば、「仕事がうまくいかないのは、自分が悪いんじゃない。あの上司が悪いんだ」「自分は頑張って営業しているのに、商品のレベルが低いから注文が取れないんだ」と、責任を他に転嫁しようとすることは誰にでもあります。そうやって悪い状況から逃れようとするわけですが、結果的には、それがかえってストレス反応を強めてしまうことになるのです。

対処スタイルの分類法はいくつか提案されていますが、ここでは、右の調査でも使った Tri-Axial Coping Scale-24（TAC-24：神村栄一ほか、一九九五）の八つの尺度を紹介しましょう（表2）。この尺度では、対処を、①ストレッサーに関わろうとするか（E）／回避しようとするか（A）、②問題解決に向かうか（P）／感情安定化に向かうか（E）、③行動で対処するか（B）／思考で対処するか（C）、の三次元を組み合わせて分類しています。

表2に八つの下位尺度を代表的な質問項目とともに挙げましたが、それぞれの項目の次に書いてある記号が右の分類法と対応しています。例えば、上で何度も出てきたストレスを逆に増やしてしまう対処スタイルの代表例である「責任転嫁」は、ストレッサーを回避し、問題解決に向かい（間違った方向性なのですが）、行動で対処するという特徴を持っているわけです。

## †ストレスには二種類ある

対処方略とのからみで考えると、ストレスは大きく「頑張る系」のストレスと「我慢する系」のストレスに分けられます。頑張る系のストレス状況では、積極的な対処を取る必要があります。例えば制限時間内に計算問題をたくさん解くような課題です。職場の例で言うと、一定の期限内にノルマをこなさないといけないという状況がこれに当たるでしょう。これに対し我慢する系のストレス状況では、他の事を考えたりしながらひたすら耐えるというような、回避的な対処を取らざるを得ません。例えば、嫌な状況から逃れられないといったもので、家の隣の工事がうるさくて仕方ないのだが他に行くわけにはいかないといった場面がイメージできると思います。

頑張る系のストレス状況で積極的な対処を行った場合、交感神経が賦活されて血圧が上昇します。つまり、心臓血管系の身体的ストレス反応が認められます。一方我慢する系のストレス状況では、逆に落ち込み・不安などの心理的ストレス反応が起こります。

早稲田大学との共同研究として、健康な心理学系の大学生を対象にして行った実験の結果を見てみましょう（図6）。頑張る系の課題では、計算問題を一方は自分のペースで（CNT）、一方は何問以上解けたらご褒美をあげる（EXP）という条件をつけて行いました。するとEXPの条件をつけたほうで拡張期血圧（最低血圧）の著明な上昇が見られました。我慢する系の課題では、目の手術のビデオを、目をそらさずにじっと見てもらいました（EXP）。環境ビデオを見てもらった場合（CNT）と比較すると、血圧に関しては両者にほとんど違いが認められませんでした。

それに対して心理的なストレス反応は、これとまったく対照的な結果が出ています（図

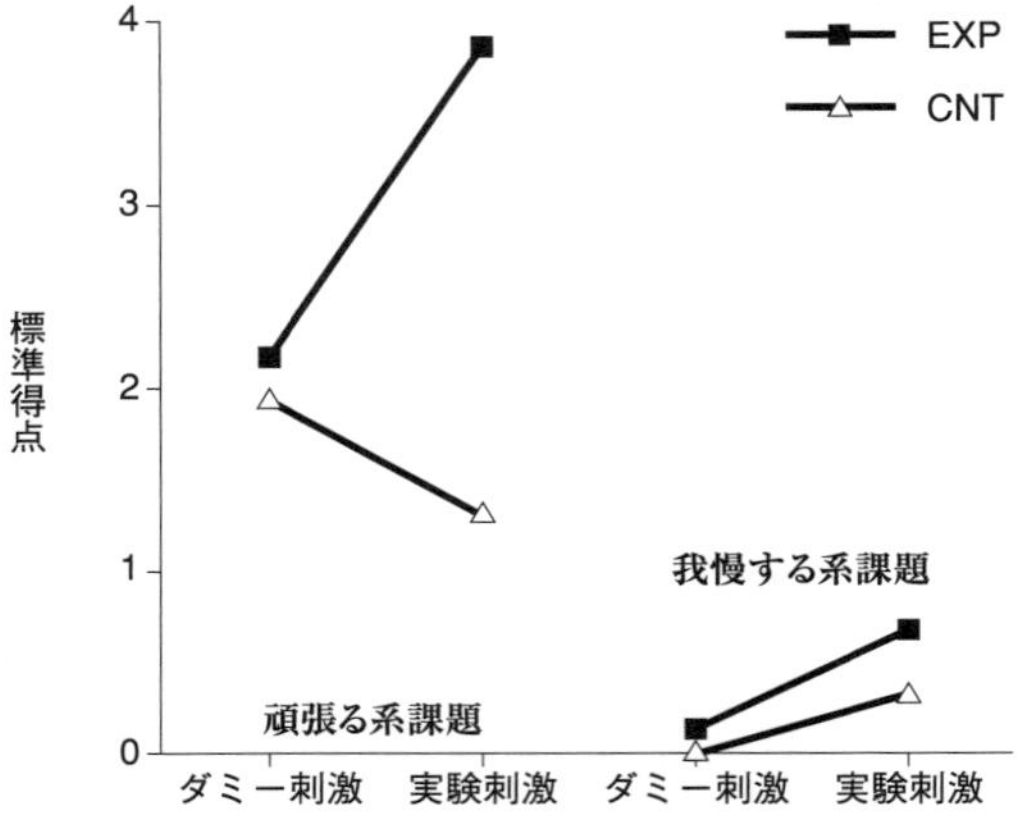


図 6　対処方略に関する実験（拡張期血圧の変化）（鈴木伸一ほか、1998）

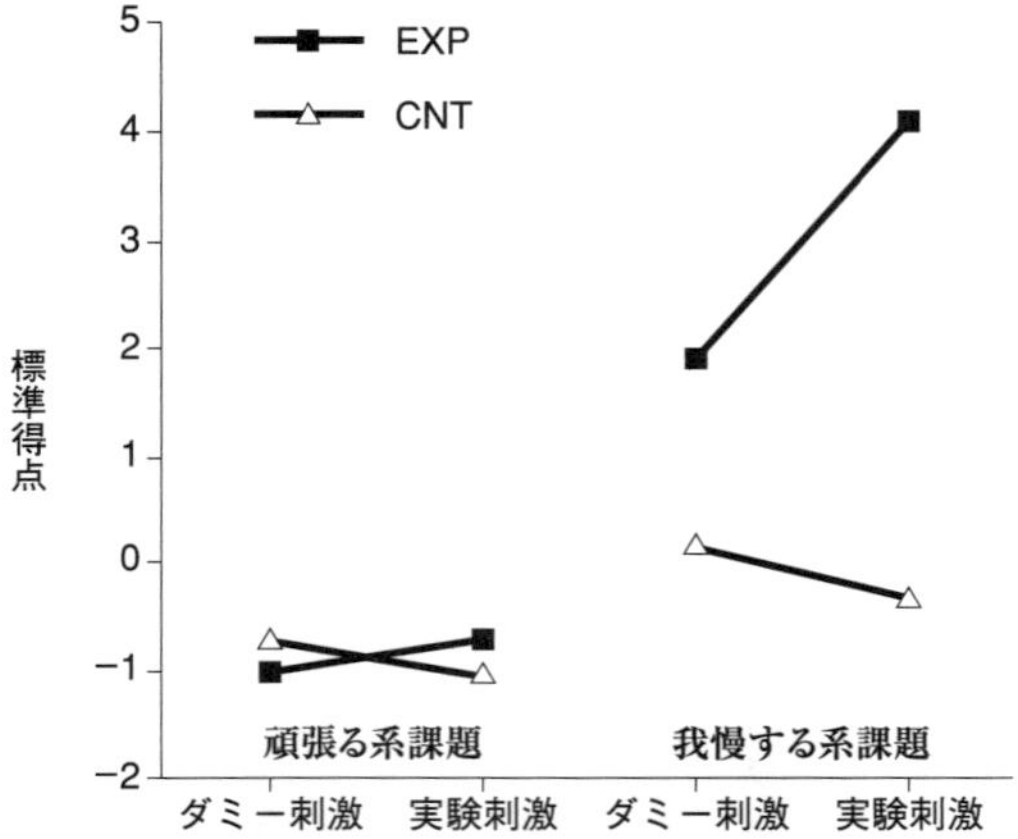


図 7　対処方略に関する実験（「落ち込み・不安」の変化）（鈴木伸一ほか、1998）

7）。「落ち込み・不安」は、頑張る系の課題ではほとんど変化が認められず、我慢する系の課題で顕著に増大していました。つまり頑張る系のストレス状況では、心臓血管系の交感神経賦活などの身体面のストレス反応が強くなり、我慢する系のストレス状況では、心理面のストレス反応が強くなることが示されたわけです。

頑張る系の課題と我慢する系の課題では、脳活動にも違いが現れます。脳は非常に効率のよい働き方をしており、めいっぱい頭を使っているようでも、脳の全体をフル回転させることはありません。脳は、その内部で機能分担がなされていて、必要な部位だけを使い、その際必要のない部位の活動を落とすのです。特に、認知的な活動をしている部分と情動的な活動をしている部分は、逆方向の変化を示します。このふたつの領域が相互抑制的に動くのです。働いている脳部位では血流が上昇し、それ以外は血流を落とします。

この原理に基づき、東北大学で、頑張る系と我慢する系とで脳血流の比較をしました。課題は先の実験と同様に、（A）計算問題を解く、と、（B）目の手術ビデオを見る、です。まず脳血流の上昇領域では、両者とも安静時と違いは見られませんでした。そこで血流低下の領域を見ると、頑張る系の課題では、腹側前帯状回《ふくそくぜんたいじょうかい》と言われる部位の血流が、我慢する系の課題では、前頭前野の背外側部《はいがいそくぶ》と言われる部位の血流が大きく落ちています。前者

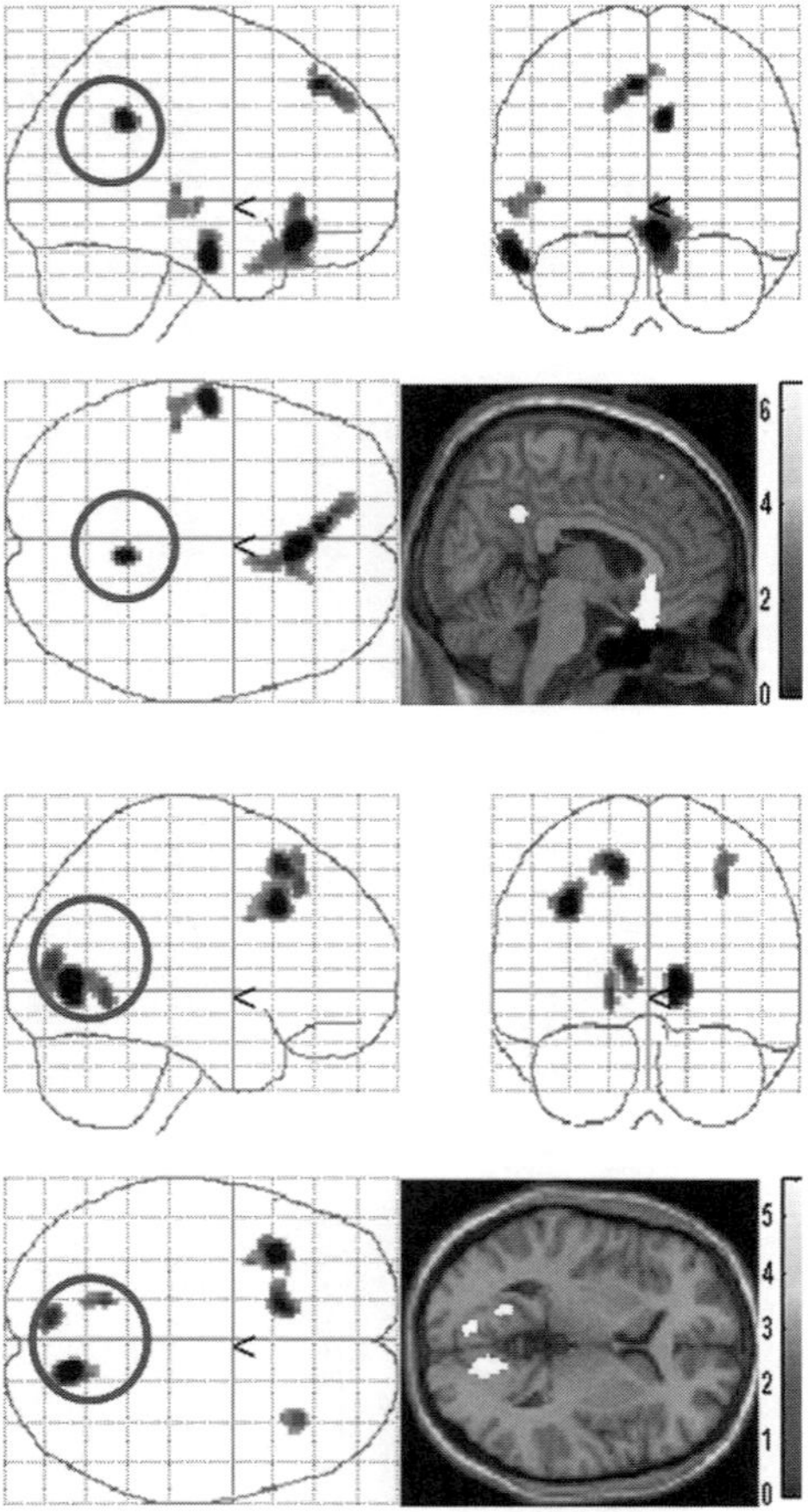


図 8　頑張る系（上）、我慢する系（下）課題による脳血流低下部位

は情動の喚起で活動を強め、後者は認知的な働きで活動を強めることが分かっている部位ですので、それぞれの課題の内容と逆の部位になっていることが分かるでしょう。

ここまでは想定の範囲内でしたが、その一方で、共通して血流が落ちている領域があることが分かってきました（図8の○で囲んだ部位）。場所は多少ずれているようですが、どちらも後帯状回といわれている部分です。これは、従来認知的な活動に深く関わっていると言われてきましたが、認知的な活動と情動的な活動の橋渡しの機能を持っている部位だとも言われています。動物実験で、この後帯状回を壊すとストレス反応が強く出ることも知られています。したがって後帯状回の働きが抑えられることが、様々なストレス反応が引き起こされるひとつの理由になっているのかもしれません。このあたりのテーマに関しては、これからさらに研究を進める必要があるでしょう。

ここまでの話をまとめましょう。

積極的な対処スタイル、特に「肯定的解釈」では、心理的ストレス反応が抑制され、ストレッサーの影響も緩和されます。日常いらだちごとのストレスが同じだけかかっても、肯定的解釈をしている人のほうが、その影響が小さくなるということです。その一方で、回避的な対処スタイル、特に「責任転嫁」は、心理的ストレス反応を増強し、ストレッサーの影響も強めてしまうのです。

状況に応じてとる対処方略については、積極的な対処方略は心臓血管系のストレス反応を高め、心理的ストレス反応にはそれほどの影響を及ぼしません。それに対して回避的な対処方略は、心理的ストレス反応（抑うつ・不安）を増強する一方で、心臓血管系のストレス反応にはそれほどの影響は及ぼしません。ただ、ここでは結果を示しませんでしたが、回避的な対処方略は、皮膚の精神性発汗（これも身体的ストレス反応の一部）を強めてしまうという結果も得られています。

対処スタイルや対処方略の違いによって、身体的・心理的ストレス反応の現れ方に、かなりの差があることが分かっていただけたのではないでしょうか。

## †欲と怒りはストレスの代表選手

この本を書き始めてから、初期仏教の文献で興味深いストレスの解釈に出会いました。仏教の中でもタイ、ミャンマー、スリランカなどで盛んなテーラワーダ仏教の長老A・スマナサーラによれば、心が「貪瞋癡《とんじんち》」に占領されている状態だと考えれば、ストレスが明確に理解できるし、それを解決する方法も見えてくると言うのです。

「貪」は欲、「瞋」は怒り、「癡」は自分のことが分かっていないことを意味しています。仏教では良くない心を作り出す感情の働きを「煩悩」といいますが、その中でも特に強い「三毒」と言われる概念です。たしかに欲、怒り、迷いに振り回されている状態がストレスのたまった状態であるとすれば、ブラックボックスとしての心の中で何が起こっているのかが具体的に理解できます。先に述べた認知的評価や対処というのは、ストレッサーが加わったときの心理的活動であり、貪瞋癡というのはさらにその先にあって、本人が行った心理的活動に対して心の中がどう変化しているか、そのことに関する説明になっているとも言えそうです。

そして、欲や怒りや迷いに振り回されている結果として、落ち込んだり、落ち着きがなくなったり、疲れてしまったりということが起こると考えられるので、ブラックボックスとしての心の中身を考察するのに、興味深い考え方ではないかと思っています。

こうした初期仏教の智慧は、後半の「力まず編」や「妄想せず編」でも改めて紹介したいと思います。

## 予防もできるはずだけれど

ストレスをためたくなければ無理をしなければよい。誰でもそう考えるでしょう。端的に、ストレッサーを減らすという考え方です。しかし、われわれには毎日の生活の中でやらなくてはならないことが山ほどあります。仕事でも勉強でも遊びでも、それなりの成果を手に入れようと思えば、相応に頑張らなくてはなりません。社員の健康管理のためにストレスをためさせないことが大切だと考える会社は増えていますが、業績を上げるために働いてもらうには、ある程度の無理は仕方がないでしょう。それどころか、近年、産業界・経済界は、成果主義や能率重視の姿勢を強めています。その分確実に社員に負担がかかり、ストレッサーが増えることはあっても大きく減ることは期待できそうもありません。

ストレッサーが減らないのであれば、「ストレス発散」という方法はどうでしょう。「今日は忙しくて疲れたから酒でも飲もう」「休みに温泉にでも行こう」「山歩きで自然に触れよう」といったことになりますが、その一方で、「こんなに疲れているのに、もっと疲れることなんかしたくない」という言葉も聞こえてくるようです。それじゃ手軽なところで、「友だちに電話をかけて思いっきり話す」「買い物に出かけて欲しいものを買う」「パチンコに熱中する」といったことはどうでしょう。ストレス解消法に関するアンケートでも、こうした方法がよく見られます。しかし、長電話で自分のストレス解消になったとしても相手にストレスがたまってしまい長年の友人関係にひびが入ったり、買い物のしすぎで懐がさびしくなり別のストレスを抱え込んだり、パチンコに依存してしまって抜け出せなくなったりといったことも起こりかねません。つまり、過ぎたるはなお及ばざるが如しで、ストレス解消をしようとしても、一線を越えると別のストレスをためることになってしまいます。

こうなると、「ストレスやめますか、それとも人間やめますか」といった感じになってしまいます。うん？　なにも人間をやめなくても、ストレスに強い「自分」に改造することができるのではないでしょうか。図2で示した「個人差要因」への働きかけがまだ残っているのです。

自分のストレスを自覚して、それと上手に付き合っていくことをストレスマネジメントと言いますが、これはいくつかの構成要素を含んでいます（図9：坂野雄二ほか、一九九五を一部改変）。具体的な内容については、第3章以降で詳しく説明しますが、ここでは全体の概略を見ておきましょう。

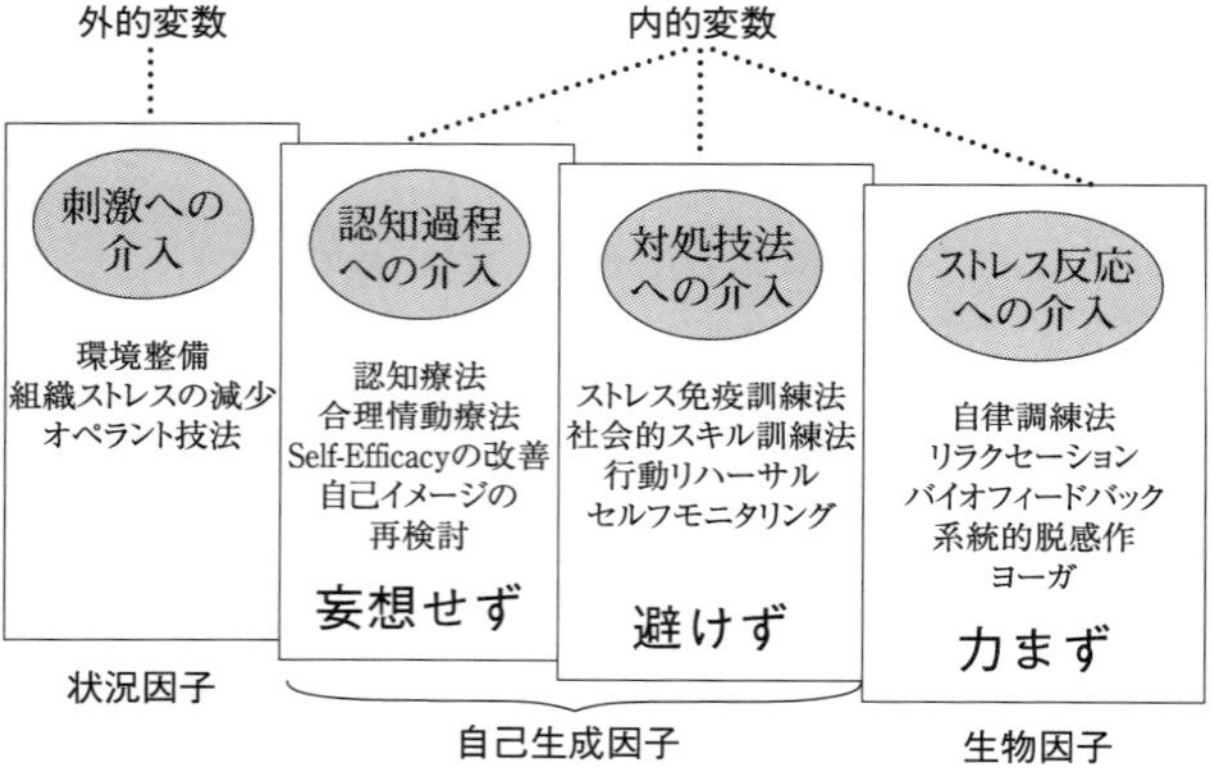


図9　ストレスマネジメントの構成要素（坂野雄二ほか、1995 を一部改変）

それは大きく、外的変数と内的変数に対する介入に分けられます。外的変数とは要するにストレッサーのことで、それへの介入とはストレッサーを変えることです。ストレッサーを変えることの難しさは、先にも述べた通りです。それに対して内的変数への介入は、自分自身を変えていくことに相当します。内的変数は、生体機能調節系のストレス反応、対処技法、認知過程に分けられます。

ストレス反応への介入には、後で述べるリラクセーションが非常に効果的です。対処技法への介入は、「避けない」ことが大事です。先にも繰り返し述べたように、回避することでストレスは大きくなりますから積極的に取り組んでいくことが必要です。認知過程に対しては、余計なことを考えない、あるいは自分なりの勝手な思い込みをでっち上げないということが大切になります。これには従来、認知療法、合理情動療法が効果を上げていますが、それをさらに進めたところに、初期仏教の瞑想法であるマインドフルネスを行動医学・心理臨床に取り入れた新しい方法があります。

マインドフルネスは、認知行動療法が認知面を重視する流れとつながっていますが、特にそこでフィーチャーされているのが自己イメージの再検討です（この項目は筆者が追加しました）。これは認知療法でも扱われる主題のひとつですが、なかなか正面から取り上げているものはありません。マインドフルネスの場合は、仏教の「自分という固定的な実体はない」という立場につながっていきますので、自己イメージというものを徹底的に検討します。これが臨床的に非常に大きな効果を生む源になっています。

本書の後半では、ストレスに強い自分を作り上げるために、「力まず、避けず、妄想せず」という方法を提案していきたいと思っています。ストレス反応への介入が「力まず」、対処技法への介入が「避けず」、認知的評価への介入が「妄想せず」と理解してください。その前に次の章では、どんな人にストレスがたまりやすいのかという話をしたいと思います。

第2章

# なぜかストレスのたまる人の習慣

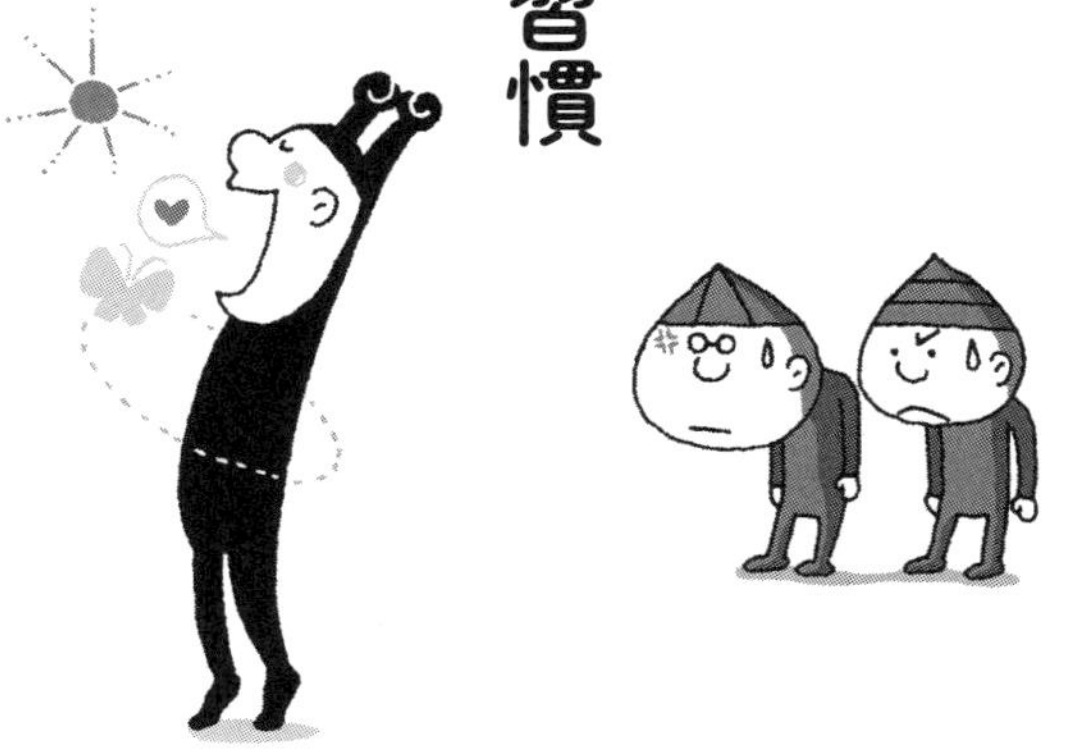

## †習慣は第二の天性

われわれが人を理解するとき、最初に意識するのが見た目の印象です。どんな顔か、何歳くらいか、太っているか痩せているかといった身体面の特徴が、まず情報として入ってきます。次いで、どんな性格の人かを考えると思います。「やさしそうな人だな」「案外うるさい人かもしれない」「強面で厳しそうだ」などと、無意識のうちにも感じるでしょう。

人間に対する視点として、このように身体から見るものと心から見るものの二つがあることに異論を挟む人はいないでしょう。それに加えて、近年登場してきた人間理解の第三の視点が、行動から人間を理解しようとするものです。これは別の言い方をすれば、その人がどんな習慣を持っているかという視点で、毎日どんな暮らし方をしているかが、その人の特徴を規定すると考えるわけです。毎日時間通りに出勤して真面目にコツコツ仕事をこなす人もいれば、地味なルーティンワークより、ここ一番というダイナミックな仕事を好む人もいます。あるいは、仕事よりもむしろ趣味や家族など自分の時間を優先する人もいるでしょう。

そうした生活習慣は、その人が何を重要と考えるか、どんな人間に成長していくか、人

表1　人間理解の三つの方向性

| 「構造」面からの理解 | 「内省」面からの理解 | 「機能」面からの理解 |
|---|---|---|
| 自然科学的<br>物質的 | 人文科学的<br>比喩的 | 行動科学的<br>確率論的 |
| 生物学、<br>身体医学 | 文学、哲学、<br>精神分析学 | 行動心理学、<br>データ解析法 |

生で何を成し遂げるか、あるいは、どのような対人関係やネットワークを持っているか、健康を維持していけるか、どんな病気になるリスクを抱えているかなど、多くの連関によってその人の輪郭を描きます。

身体面・心理面・行動面という三つの視点からの人間理解を、もう少し踏み込んで説明しましょう（表1）。

われわれは物質としての身体から成り立っており、物質は自然科学という厳密な方法論で扱うことができます。現代医学がここまで発展した背景に、こうした視点があることは疑いようがありません。一方、心の面から人間を理解する場合は大分事情が異なり、科学の対象にすることは非常に困難です。心の内容を外から客観的に測定することがほとんど不可能だからです。測定できないものは、科学の対象になりません。心を扱う方法論としては、文学、哲学、あるいは医療の領域では精神分析学などのアプローチが一般的ですが、これらは象徴的・比喩的な理解を旨としていると言えるでしょう。

そこで、登場してきた人間理解の第三の視点が、習慣、つまり行動面からの視点です。身体からの視点が「構造」面、心からの視点が「内省」面の理解であったのに対して、行動からの視点は、人間が環境との相互作用の中で果たす「機能」面から理解する方法であると言えます。

「行動」は、外から観察できる身体の動きや変化と関係していることが多いことから測定が可能で、したがって科学の対象になり得ます。しかし人間を「もの」としてではなく、「こと」として測定することになりますから、確率論的にしか表現できません。つまりある程度の時間の中で一貫性をもって繰り返し行われることを取り上げますので、固定した性質として表すことは不可能なのです。

例えば、子どもに対しては「お父さん」としての働きをする人が、職場に行けば「お父さん」の行動は取らずに「課長さん」としての行動を取ります。その人にとって「お父さん」としての役割は「○割程度」といった言い方しかできません。

ちなみに、心の面からの理解には、自分が心を持っているのは自明のことで、それならば他者も心を持っているに違いないという素朴な確信が大前提になっています。自分自身が心を持っていることは体験的に疑いようがないとしても、本当に隣の人も心を持っているのでしょうか。

じつは他者も自分と同じように心を持っていると認識する能力は「心の理論」と呼ばれる極めて高次の能力で、一般的にはヒトとチンパンジーにしか認められないと言われています。しかも近年の研究によって、脳の中で心の理論を司る部位も特定されつつあります。過去一〇年ほどの間に急速に発達した脳機能イメージング法など、脳からのアプローチも進んでいます。従来、心は内省的なものに頼って理解されてきましたが、今後は脳の働きと結びつけることによってその基盤が明らかになってくるでしょう。

### †こんな習慣が病気につながる

中高年になると、高血圧、糖尿病、心筋梗塞、脳卒中、ガンなどの慢性身体疾患が急速に増えてきます。加齢が影響していると考えられるため、こういった病気は、以前は成人病と呼ばれていました。しかし近年、これらの病気の発症や増悪に様々な生活習慣の歪みが関わっていることが明らかにされ、「生活習慣病」という言葉が使われるようになりました。

現在、高血圧には塩分の多い食事が、糖尿病にはカロリーの取り過ぎや運動不足が、肺ガンを始めとした多くのガンには喫煙習慣が、病因的にも増悪因子としても関わっていることは、ほぼ疑いのない事実とみなされています。

生活習慣病という概念は、一九九六年、厚生省が提唱しました（厚生省公衆衛生審議会意見具申　一九九六年一二月一七日）。つまり医学的な概念だけで作り出されたものではなく、一次予防対策として行政的な意図のある概念だったわけです。それが逆に医学に導入され、行動医学と緊密につながってきています。

さらに最近では、メタボリック症候群という概念が使われるようになりました。これは肥満と生活習慣病との関わりを表したもので、二〇〇五年の日本内科学会総会で、その診断基準が発表されました。肥満は、血管内を不健康な状態にして生活習慣病を誘発する危険因子です。ここでいう肥満は皮下脂肪型肥満ではなく内臓脂肪型（＝リンゴ型）肥満で、これは男性に多く見られます。

肥満の判定基準に用いられるのがＢＭＩ（Body Mass Index）で、これは体重（kg）÷身長（m）÷身長（m）で求められ、数値が25を超えると肥満とみなされます。日本内科学会の診断基準では、お臍の高さでの腹囲が、男性で八五センチメートル、女性で九〇センチメートル以上、それに高血圧、高脂血症、高血糖の基準のうち二つを満たすとメタボリック症候群と診断されます。それぞれの値が突出して異常を示さなくとも、複数認められると、動脈硬化や、それによって引き起こされる脳血管障害、心疾患のリスクが高まります。ちなみにメタボリック（Metabolic）は「代謝」を意味します。

また、二〇〇三年には健康増進法が施行され、各自治体、企業を中心に受動喫煙防止のための禁煙・分煙対策が強化されてきました。喫煙は、肺ガン（扁平上皮ガン）だけでなく喉頭ガン、食道ガンなど複数のガンのリスクファクターになっていますし、ガンのほかにも、慢性気管支炎、肺気腫、循環器疾患、さらに血管の病気にも非常によくないということが分かっています。

喫煙者の中にはタバコを我慢することのほうがストレスだ、と言う人がいますが、これをストレスの観点からどう考えたらよいでしょうか。

タバコは世の中では悪い面ばかりがクローズアップされますが、実はストレスを和らげる効果もあります。喫煙者は、緊張しているとき、根を詰めて仕事をしたときにタバコを吸うと、「ほっとする」「非常にリフレッシュされる」と言います。動物実験やヒトに対する基礎実験でも、確かにストレスが下がることが分かっています。心理的な効果だけでなく、実際にストレスホルモンの値も下がるのです。

しかし、何もストレスがない状態でタバコを吸うと、気持ちがイライラしたり、ストレスホルモンが逆に増えることも分かっています。また、喫煙は血管の収縮を起こしますので血圧が上がりますし、脈も速くなります。特に血圧上昇は、一本タバコを吸うと三〇分以上続きますから、二〇本も吸えば一日中高い状態が続き、血圧の高い人には非常に大きなリスクとなる可能性もあります。短時間でみれば、ストレスが高い状態を緩和することはできますが、それを長年続けると、先に示したようなガンを含む生活習慣病の引き金になるわけですから、やはり禁煙するに越したことはありません。タバコ以外のストレス解消法を身につけるほうが、はるかにお勧めです。

生活習慣に関して重要なのは、思考や感情などの心理面と直接的には関係していないように思われるものであっても、問題の多い生活を続けているのは本人であり、そこにはやはり主体的な心の働きが関わっていると考えられる点です。つまり、日々の生活習慣の背後には、当然一人ひとりの人生観や価値観（生き方）が関わっているのです。

そして、不規則な生活が、逆に不適応を来しやすくする思考・感情のパターンを生み出している可能性も十分に考えられます。さらには、自らの生活習慣に問題があると自覚した後もそれを変えないとしたら、そこには「未必の故意」とも言える心の関与があるということになります。

そう考えれば、次の段階として、自分の生活習慣をどう変えていけば身体によい影響を与えられるのか、それを理解する必要があるでしょう。

## †肥満は過食しやすい脳を作る

肥満が動脈硬化を促進して生活習慣病を引き起こす元凶になることは前項で述べたとおりですが、それとは別に、肥満は脳の働きを不安定にしてしまうことが分かってきています。肥満患者さんを調べた様々な研究によって、衝動の統制がうまくいかない、あるいは、いけないことだと分かっていてもやめられないという特徴が認められています。

東京女子医科大学と筆者らの共同研究でも、簡単なゲームのような実験でそれを裏付ける結果が出ています。この実験は、糖尿病の患者さんを被験者にして、肥満の方と肥満のない方、また比較のために健常者（糖尿病がない方）で肥満のある方肥満のない方、四つの条件で行いました。初め、それぞれの条件の方にコンピュータの画面を見てもらい、例えば三角形が現れたときにボタンを押せば正解という設定をします。しかししばらくそれを続けていると、三角形でボタンを押しても正解にはならなくなる。正解の条件を途中で変えるわけです。普通、それに気づけば三角形が出てもボタンを押さなくなります。ところが肥満のある人は、条件が変わったことになかなか気づかず、最初の条件の通りにボタンを押し続けるのです。

ここで異常が認められた脳の働きが、自分の行動をコントロールすることに深く関わっているものであることに注意が必要です。つまり、肥満の方の脳機能には、身体に悪いと言われても食べ続けてしまうなど、自分の食行動をコントロールしにくくなる傾向が認められ、その結果もっと太ってしまうといった悪循環が起こる可能性があるということです。

現時点では、もともとそういう脳の働きの特徴を持っている人が肥満になりやすいのか、肥満になるとそういった働きの異常が生じてくるのかに関して確定的なことは分かっていませんが、肥満になると様々なホルモンや伝達物質が動くことがよく知られています。脳は神経伝達物質の複雑で微妙な動きによってダイナミックに変化しますので、その影響を受けることは当然考えられます。この実験の結果からは、体重がある程度増えてきたら、何とか工夫をして体重を落とすことが、食行動の問題をエスカレートさせないために大切だと言えるでしょう。

また、まだ研究段階で確定的なことは言えませんが、血糖値が高い人では衝動的な行動が増えるという結果も出ています。

以上のような実験結果から考えると、肥満や糖尿病は、一面脳の病気であると言えるかもしれません。生活習慣は身体だけでなく脳にも影響を与え、その結果、習慣自体を崩していくという悪循環が起こり得るのです。いったん脱線すると身体をよくしようとしても脳がついていけなくなるわけです。逆に見れば、習慣がしっかりしていれば脳や身体の状態もよくなると言うことも可能と考えられるでしょう。

## †健康や長寿をもたらす習慣

前の項では、食事、運動、休養、喫煙、飲酒など、問題のある生活習慣が、様々な病気の誘因となることを述べましたが、では逆に、どんな生活習慣を送っていれば健康で長生きできるのでしょうか。

先駆的な研究として、アメリカの医学者であるL・ブレスローの七つの健康習慣が有名ですが、より日本人の生活実態に即した研究として豊富な実証的データが蓄積されているのは、大阪大学医学部の森本兼曩《かねひさ》たちが提唱している「八つの健康習慣」です。

その内容は、以下の通りです。

①毎日朝食を食べる
②毎日平均七～八時間眠る
③栄養バランスを考えて食事をする
④喫煙をしない
⑤身体運動・スポーツを定期的に行う
⑥過度の飲酒をしない
⑦毎日平均九時間以下の労働にとどめる
⑧自覚的ストレスが多くない

これらの項目で当てはまる数が、四つ以下が不良、五～六が中庸、七～八が良好とされています。そして驚くべきことに、不良群の二五歳の人と良好群の四五歳の人の健康年齢（健康診断の検査結果の異常値の多さから計算）が同等の結果だったのです。

さらに、不良群においてNK活性の低下や染色体異常の発生頻度が高かったという調査結果も報告されています。NKとは免疫細胞であるナチュラルキラー細胞（NK細胞）のことです。文字通りの「殺し屋」で、体内をパトロールし、ガン細胞やウイルスなどの異物を見つけると、最初にそれを攻撃して殺すと同時に、仲間の免疫細胞にその情報を伝える働きを担っています。NK細胞は、ガンに関わる免疫機能の指標とされています。また、染色体異常は老化につながるものとして知られていますが、ガン化した細胞は必ず染色体異常を起こしていますので、ガンの発症とも深く関わってくるものです。

このように、毎日の生活習慣をどう自覚的に調えるかは、健康年齢にも密接に関わっていますし、ガンの発症や寿命にも関係してきます。生活習慣は、人間を理解する上で、身体面、心理面に劣らない重要なファクターになることは疑いないと言えるのです。

## 「性格」も関係ある？

生活習慣は性格によって当然影響を受けると考えられますが、だとすれば、性格と身体の病気との間にも関連があるのでしょうか。実は、性格と病気との関係が最初に注目されたのが、心療内科が専門にしている「心身症」においてでした。

心身症とは、発症や経過に心理社会的因子、つまりストレス因子が密接に関与し、器質的＝構造の異常、ないし機能的＝働きの異常が認められる身体疾患のことを指します。「身体疾患」ですので、神経症やうつ病など、他の精神障害に伴う身体症状は除外します。

心身症と性格の研究は、一九三〇年代、アメリカの内科医、F・ダンバーが発表した「プロフィール研究」が非常に有名です。

高血圧は、敵意とそれにまつわる葛藤が常にある。気管支喘息は、保護者などと別れることが不安でたまらない、依存傾向が強い。消化性潰瘍は、表面は独立的でしっかりしているように見えるが、本音は愛されたい、世話してもらいたい気持ちが強い。片頭痛は、内心は過敏で、ちょっとのことでも傷つきやすいが、外向きは頑固で、不屈の精神を持っている。慢性関節リウマチは、柔軟性がない、愛を求めているが傷つきやすい。こういった性格傾向があるとしました。

なんとなく、「なるほど」と肯けることが並んでいますが、その後の調査研究で、当てはまることもあるものの非常に例外が多く、該当率は一〇～二〇パーセント程度という結果になりました。現在では、心身症と性格の間にはここまで固定した関連はないと言われています。

その後、アメリカの精神分析医、アレキサンダーが、心身症患者さんに認められる葛藤パターン、つまり悩み方のパターンに、身体疾患との関連が見られるという説を提唱しました。これは現在もある程度受け容れられている説です。アレキサンダーの学説は、「情動パターン、葛藤パターンの特異性仮説」と言われているもので、心身症がよくみられる身体疾患を二つのグループに分けたことがポイントです（図1）。

一つは、交感神経の活動が強まり、それが病態の発症や維持に関係していると考えられるグループ、もう一つは副交感神経の働きが強まり、それが病態の発症や維持に関係していると思われるグループです。一つ一つの疾患に特徴的な傾向があるというより、交感神経を強めてしまうような悩み方をするか、副交感神経を強めてしまうような悩み方をするかということが、様々な身体疾患に関係してくる可能性があるという説です。これは、前述の「頑張る系」ストレス、「我慢する系」ストレスと類似していることにお気づきでしょうか。両者に理論的な関連はありませんが、発想に共通点がありそうです。

このアレキサンダーのモデルでは、交感神経賦活の特徴として、「敵対的、攻撃的衝動を表出したいが、それが阻止されて表面行動に表れなかったときに身体に異常が出る」としています。動物であれば「戦うか、逃げるか」という場面に遭遇したとき、実際に戦っ

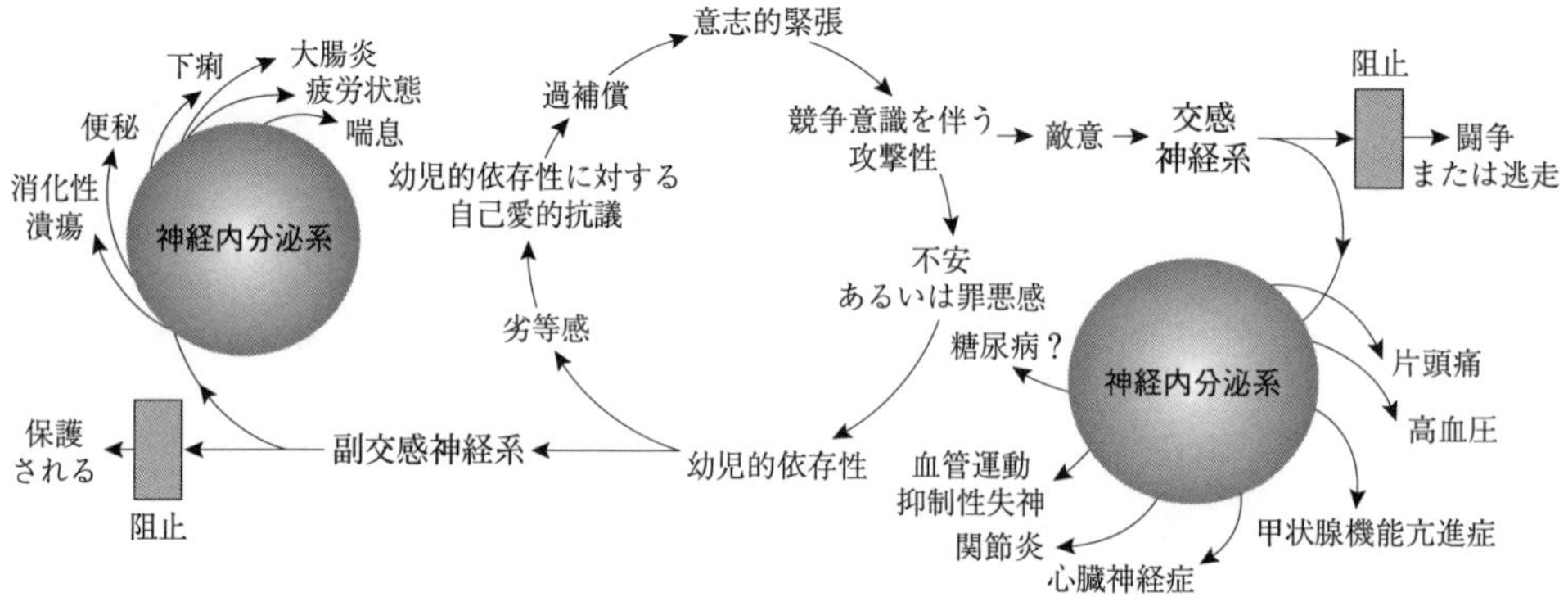


図１　心身症における情動パターン、葛藤パターンの特異性仮説（アレキサンダー、1950）

て攻撃性を発散するか、危険から逃れるか、いずれかの行動ができますが、人間社会では、戦うべきときに戦うことができない、逃げたいけれども逃げられないという状況が普通に起こります。そうすると、交感神経が高まった状態が続き、それが身体を傷つけるのだと考えます。この場合、高血圧や片頭痛、甲状腺機能亢進症、虚血性心疾患などにつながります。

一方の副交感神経賦活は、依存的な救いを求める傾向が阻まれた際に進展します。もっと頼りたい、依存したいという気持ちが起きても、現代社会の中ではなかなか満たされず、気持ちだけが空回りして我慢しなくてはならない状態が続きます。すると、副交感神経が賦活された状態が続き、潰瘍、下痢、大腸炎、疲労、喘息などの疾患が起こります。

ここでのポイントは、それぞれ交感神経・副交感神経が賦活される二つのグループに分け、葛藤パターン、悩み方のパターンと身体疾患の間に関連がありそうだと考えたことです。

さらに時代が下って、一九五九年にフリードマン、ローゼンマンの二人が報告し、それ以来非常に多くの研究がなされた仮説が、「タイプA」といわれるパーソナリティと、虚血性心疾患との関連です。

タイプAの行動パターンの四大特徴として、①攻撃・敵意、②時間的切迫・焦燥、③競争、④達成努力・精力的活動が挙げられます。これはお気づきのように、現代社会、特に西欧型の社会では非常に望ましいとされている特徴です。こういった行動パターンを持っている人が虚血性心疾患になりやすいということが言われました。

ところがその後、MRFIT（Multiple Risk Factor Intervention Trial：多重危険因子介入試験）という研究において、タイプAと虚血性心疾患との関係を最初に証明したWCGS（Western Collaborative Group Study）と同じ構成面接法に基づいた調査で否定的な結果が出ています。これらの研究では、質問紙を使わず面接で評価しています。これは、声が大きいか小さいか、しゃべり方が速いか遅いかといった印象を含めて評定していく方法です。以上のような展開を踏まえて、近年は全体的なタイプAの特徴よりも、タイプAの一要素である「敵意」との関係を強調する研究が増えてきました。

暫定的な結論としては、タイプAと虚血性心疾患の関連は、以前指摘されたほど強くはないものの明確に存在する、そしてその場合、タイプAの構成要素の中でも敵意との関係を示したものが多い、それから、虚血性心疾患でも危険性の高くないもの、あるいは最初の発作や症状との関連が強く、死に至るような発作や症状はタイプAによっては予測できないといったことが言われています。

ここでタイプAと言われるパーソナリティは、アレキサンダーの交感神経系グループと明らかに関係があると言えるでしょう。敵対的、攻撃的衝動の表出が阻止されたところにも共通点が見出せます。実は、後に出てくるガンに関係しているとされるパーソナリティ傾向を持った「タイプC」は、副交感神経系に関係しています。それぞれ独立に研究者が提唱してきた概念ですが、アレキサンダーの「交感神経賦活グループ」「副交感神経賦活グループ」と、「頑張る系」「我慢する系」、そして「タイプA」「タイプC」がつながってくるわけです。少なくとも、行動パターン、パーソナリティ傾向が大きく二つのグループに分けられるということは、かなり一般的な事実だと考えて間違いなさそうです。

## †怒りは身を焼き欲は身を滅ぼす

身体疾患とパーソナリティの研究をさらに推し進めたのが、パーソナリティ心理学の大御所H・J・アイゼンクと、ドイツの内科医グロッサース－マティセックという二人の研究者が中心になって進めた研究です。二人は長年にわたって多くの被験者に対してこの研究を行ってきました。

二人はまず、パーソナリティ傾向を六つのタイプに分類しましたが、特に二つの性格傾向に着目しました。それが「タイプ1」と呼ばれるガン親和性パーソナリティと「タイプ2」と呼ばれる冠動脈親和性パーソナリティです。後者が前項で述べたタイプAに対応しています。ローゼンマンたちはタイプAにしか着目しませんでしたが、この二人は、もう一つの「タイプC」に対応する「タイプ1」が対照的な性格であることを重視し、両者をセットにして考えました。ふたつのタイプは逆の傾向を持っており、身体の反応も逆だという点を明確にした仮説を提唱したのです。どうも話が混乱しますので、以下はタイプA(冠動脈親和性)、タイプC(ガン親和性)という呼称に統一して見ていきましょう。

タイプAは、平たく言うと「自分の不幸や苦悩の大きな原因が、周りの人や状況からじゃまされることである」と思っているという考え方です。「こいつさえいなければ」という思い込み方をする傾向があると言えます。そして、もう一つのポイントは「欲しいのに手に入らない」という点です。その対象が好きな人であれば、その人が自分の方を向いてくれない、拒絶された、職業上の対象であれば、なかなか成功できない、頑張っても認められない、そういったことが情緒的な外傷体験となるということです。そしてその「欲しいのに手に入らない」状態を作っているのが、周りの人や状況のせいだとみなすのです。

タイプCのほうは、「自分の安定と幸福にとって、この人（あるいは職業、趣味など）がもっとも重要な条件である」という傾向があるとしています。「この人がいないと自分はやっていけない」という思い込み傾向を示します。長い間その対象を失っていたり、あるいは遠ざかっていたりすると、情緒的外傷体験となります。例えば子育てしか頭になかったお母さんが、子どもが自立してしまったときに、それが大きな心理的外傷になるというような例を思い浮かべると分かりやすいでしょう。

両者の違いは、情緒的に高い価値のある対象を、自分の苦悩や不幸にとって重要とみなす（タイプA）のか、安定と幸福に重要だとみなす（タイプC）のか、という点にあります。タイプAの人は「排除したい」、タイプCの人は「自分のそばにいて欲しい」と考えるわけです。タイプAの人は当然怒りが湧きやすく、身を焼いて血管をぼろぼろにし、虚血性心疾患を起こしやすい。タイプCの人は対象を求める欲が強く、依存対象を失ったときに自ら安定を崩し、身を滅ぼしてしまう。いささか文学的な表現になりますが、このようにたとえると分かりやすいかと思います。

われわれの研究グループが国立がんセンターと共同で、前立腺ガンの疑いのある患者さんを対象にして行った研究があります。前立腺ガンの生検に先立って、質問紙と面接でチェックをさせていただいてパーソナリティ傾向を調べます。その後生検の結果が出たときに、ガンが見つかった人、なかった人に分けて差が見られるかを検討しました。検査結果が分かる前にデータを取っていますので、一応結果の影響は受けていないと考えられます。すると、やはりガン罹患者にはタイプCに該当する人が明らかに多かったのです。

タイプAとタイプCが対照的な傾向を示すことについては、まさに「頑張る系」「我慢する系」に相当する仮説と言えます。

タイプAは、交感神経系が賦活されることによって、心臓血管系の異常が進むという仮説で、「頑張る系」のストレスがたまりやすいと考えられます。内分泌系の働きを見ても、副腎髄質系のアドレナリンが過剰になります。それに対しタイプCのほうは、副交感神経系が比較的優位に賦活され、副腎皮質系が賦活されます。こちらは、「我慢する系」のストレスがたまりやすいと言えるでしょう。副腎皮質が賦活されると、コルチゾールを中心としたストレスホルモンが出ますので、結果的に免疫系が抑制されます。免疫系が抑制されれば、身体の中に生まれたガン細胞が大きくなりやすくなる可能性があるわけです。

こうしたことから、身体疾患とパーソナリティ傾向の関連性に、対照的な二つのタイプが見られるという概念は、かなり蓋然性の高いものではないかと考えられています。

## †こんなパーソナリティがこんな病気になりやすい

アイゼンクとマティセックは、この二つのパーソナリティ傾向の対照性に着目したのですが、さらに他にも四つのタイプを設定しています。参考のため、これらについてもざっと見ておきましょう。

タイプ1は、タイプCに重なるガン親和性パーソナリティです。「自分自身の考えを主張するよりも、むしろ他人の意見に同調しがちである」。つまり、自分の意見を言って拒絶されてしまうことを恐れます。だから、周りの人に合わせようとするあまり、自分の感情を表現しない、そういうタイプです。

タイプ2は、タイプAに相当し、冠動脈親和性パーソナリティです。「いつも決まった人たちのせいで、自分の進歩や成長がじゃまされている」と、ギリギリと歯軋りをしているようなタイプです。

タイプ3の尺度は非常に興味深いものです。タイプ1、タイプ2とも、影響が身体に出るのですが、タイプ3は精神が不安定になりやすく、精神病質的パーソナリティと呼ばれています。「困難に感じる状況では、すぐに他人の救いや助けを求めようとする」と表されますが、概念的にはタイプ1とタイプ2が混じった性格と言われています。つまり欲もあり怒りもあり、で、精神的に非常に混乱します。ところが、身体に対する影響は打ち消し合うという理論なのです。一方は交感神経賦活、一方が副交感神経賦活で両者のバランスが取れてしまうわけです。実際タイプ3の人たちは、ガンも虚血性心疾患も、罹患率が低いという結果です。身体的には問題が少ないのですが、しかし本人や周囲の苦悩は深いでしょう。身体よりも心理面、また引きこもりなど、行動面に影響が現れやすいと考えられます。

健康なパーソナリティはタイプ4です。「たいていは状況に応じて自分の行動を変えることができる」。非常に柔軟で自律的だということです。

タイプ5は、合理的・反情緒的。「問題を解決する際には、適切で合理的な考えに基づいて対処するようにしている」。タイプ1は周りの人に気を遣うあまり自分の気持ちを表現できないのですが、タイプ5には、自分の美学として感情を表現しないというパーソナリティ傾向があります。このタイプは、比較的ガンの発症が多いことが知られていますので、自分の感情を表現しないことが、ガンと関係しているのではないかという議論がなされています。ただ、データを見ると、タイプ1のほうがタイプ5よりも発症の頻度は高くなっています。

タイプ6は、行動に出るパターンです。「社会的なルールは重要だと思わないし、人の期待や人に対する義務にもあまり注意を払わない」。これは反社会的な行動、反社会的なタイプと言われますが、例えば、アルコール依存などの行動異常を伴った病気になりやすいというデータがあります。

表2に、タイプ1（C）、タイプ2（A）と、それに対抗する健康なパーソナリティであるタイプ4の評価項目を挙げておきました。それぞれの項目に当てはまるかどうかを見ていただき、一番数が多かったものがご自分のパーソナリティ傾向であると考えてみてください。

身体疾患とパーソナリティ傾向については、実に多くの研究者が調査・研究を進めています。それだけ魅力のある研究領域だといえるでしょう。

## †じゃあ、日々の生活はどうすれば？

さてでは、このようなパーソナリティ傾向を持ってしまったら、相応の身体疾患は避けられないのでしょうか。例えば、周りに気を遣う人はガンになることを覚悟しなければな

表2　パーソナリティ評価項目（Short Interpersonal Reactions Inventory : SIRI 33）

**タイプ1：ガン親和性**

- 自分自身の考えを主張するよりも、むしろ他人の意見に同調しがちである。
- 人との和を保つために、こちらから折れたり、自分の目的の達成をあきらめたりする傾向がある。
- 個人的には興味の持てない状況を、抵抗できずに受け入れてしまう傾向がある。
- 自分の感情や欲求を他人に対して、率直に表現することができない。
- 自分の欲求を追い求めるより、むしろ親しい人たちの期待にそうような行動をとることが多い。
- 自分の意志を通すことは、とても難しく感じる。

**タイプ2：虚血性心疾患親和性**

- いつも決まった人たちのせいで、自分の進歩や成長がじゃまされている。
- 特定の人たちが、自分を不幸にする最大の原因になっている。
- いつも決まった状況のせいで、自分の進歩や成長がじゃまされている。
- 特定の条件や状況が、自分を不幸にする最大の原因になっている。
- 自分を不愉快にしている人たちや環境を変えることができず無力感を感じる。
- いつも人や物事の嫌な面ばかり見せられているように思う。

タイプ4：自律的・健康的

- たいていは状況に応じて自分の行動を変えることができる。
- どんな問題に直面しても、たいていは新しい観点や、時には驚くほどすばらしい解決方法を見つけ出すことができる。
- いろんな条件や状況がどうであっても、たいていは楽しく満足した生活を送ることができる（例えば、どんな仕事であってもそれなりにやりがいを感じられる）。
- 自分にとって好ましくない結果になりそうな時には、うまくいくように自分の行動を変えることができる。
- 自分の目標が達成できなかった場合、たやすくやり方を変えることができる。
- 自分にとって大切である人と、たいていは思うように近づいたり遠ざかったりすることができる。

らないとか、怒りでいつもギリギリ頑張っている人は、虚血性心疾患になるしかないのか、と思うかもしれません。

ここで、かなり共通した意味合いを持つものの、遺伝的に決まる面が強いと考えられている「性格」と、日々の行動パターン・思考パターンの積み重ねであると説明される「パーソナリティ」の違いに着目することが役に立ちます。つまり、パーソナリティと身体疾患との関連については、ある程度、行動パターン・思考パターンを変えることで、予後が変わってくるというデータが出ているのです。タイプAについても、その特徴を改善するようなカウンセリングを受けることで予後が改善されるデータが出ていますので、ある程度予防できる可能性があります。ただ、発症してしまった後は思ったほど改善しないことも、データによって示されています。

アイゼンクとグロッサース－マティセックによると、個人を対象とした行動療法（現在は認知行動療法と言われている内容を含みます）を一年間みっちり行って、一〇年経ってからの発症頻度を調べたら、タイプ4と変わらないくらいまで発症頻度が落ちていました。ただし、彼らのデータは、成績がよすぎると世界中で批判されていることも事実です。他の研究グループが彼らと同様のデータを示せておらず、再現性において疑問がでているのです。しかしながら、筆者が、二人を知っている人から話を聞く限りでは、データに関しては、ある程度信頼していいのではないかという印象を持っています。

ここまで述べてきたように、生活習慣やパーソナリティ傾向をマクロから見ると、身体疾患との関連が窺えます。結論としては、毎日規則正しい生活を送るようにして、心理面でも過度の依存心や怒りを持たず、自律的な人間としてゆったりと生きていくことが、病気にならずに健康な人生を送るために役立つということになるでしょう。「よし、それが大事だと分かれば、私は今日からそう生きていける」という人は、この先は読む必要がありません。ただ、大部分のみなさんは、「それがよいのは頭では分かるけど、実際にやるのは自分だし、なかなか簡単にはいかないなぁ」と思っているのではないでしょうか。

つまり、マクロな事実として分かったことと、それを日々の生活の中で実践していくミクロな方法論が別物だということを、実感として感じていると思います。そこで、次章からは、体質、行動、心のそれぞれの側面から、自分を鍛えてストレスに負けない生活を送るための方法論を、具体的に解説していくことにしましょう。

第3章

# 力まず編

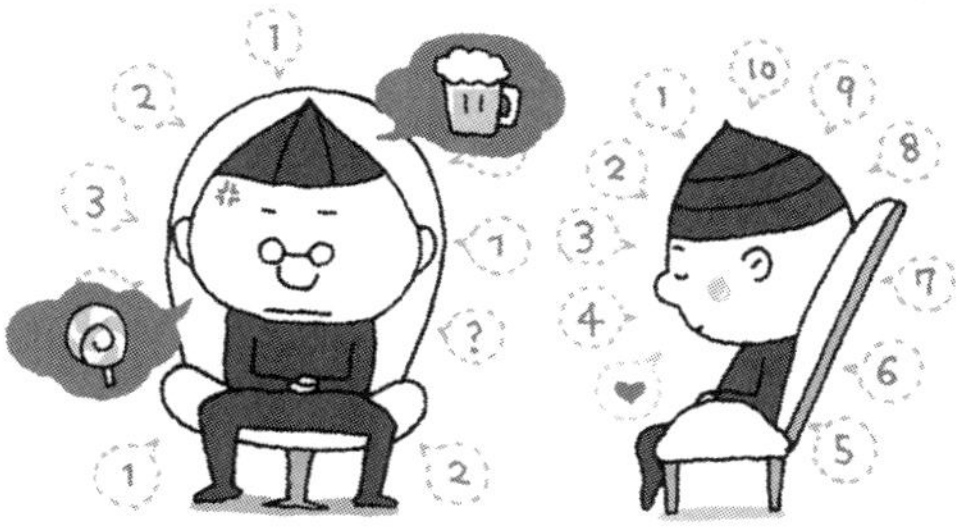

## †ストレスは進化の賜物

これまでに述べてきたように、ストレスのメカニズムについては、医学的、心理学的、社会学的など多様な面から解明されてきましたが、その対策という点では、未だ不十分な状況です。そこでまず、体質の面からストレスの影響を受けやすい人を見てみると、緊張しやすい「体のクセ」を持っており、慢性的に緊張した状態が続いていることが多いことが分かります。そのクセを改善するのに役に立つ代表的な方法が、リラクセーション法と呼ばれる一群の方法です。

リラクセーションの医学的意義を明らかにしたハーバード大学の内科医、H・ベンソンは、第1章で紹介したキャノンが過去に所属していた生理学研究室で初期の研究を進めました。ベンソンは、アメリカでベストセラーになった『リラクセーション反応』("*The Relaxation Response*" 2000　邦訳：星和書店、二〇〇一）という著書の中で、「哺乳類はストレスに反応する身体能力を生まれつき保有し、その能力は生存のために進化したという理論をキャノンは打ち立てた」と述べ、緊急事態において「戦うか、逃げるか」に適した身体の状態が作り出されることを示したキャノンの研究の意義を紹介しています。つまりストレスを、高等生物が生き延びるために必要不可欠な進化的意味のあるものだと強調したわけです。ここで言う「進化的に意味がある」とは、一体どういうことでしょうか。

進化的に下等な生物は、環境の激変など一時的な負荷の増大が、そのまま生存を脅かし死滅につながります。そこで生物は進化の過程においてストレスを「ためる」システムを手に入れ、ある程度の期間、負荷に耐えて生き延びることが可能になったとする考え方です。ストレスはいわばバッファなのです。別の言い方をすれば、ストレスをためるようになったことで適応を進めたと言えるのです。

しかし、過度にストレスをため込んでしまうと、適応するための仕組みそのものによって死んでしまうといったことが起こり得ます。そこで次の段階として、ストレスを解消するシステムを獲得する必要があります。それがリラクセーションであり、「私たちの祖先は、闘争／逃走反応と同じように重要なもう一つの生存メカニズム、すなわち自分で身体を癒し回復させる能力を伝承した」というのが、ベンソンの考え方です。

リラクセーション状態を自ら作り出し、ストレスを解消したりストレスに対する抵抗力を増大したりする能力を持つことができれば、必要悪であったストレスの影響から解放され、さらにうまく環境に適応することが可能になるでしょう。リラクセーションをそのように捉えると、ストレスとまったく逆の状態を現出することであると理解できるかと思います。

### †ただののんびりした状態ではない

ここで、リラクセーションとは、ただゆったりとした心身の状態を指すのではないということに注意していただきたいと思います。

今から一〇年ほど前のことですが、厚生省（当時）が新聞に、「現代はストレス社会なので、リラックスしないといけません」という告知を出していました。それを読むと、「一日のうち三〇分ぐらいゆっくりと過ごす時間を持ちましょう」とあり、その時間をどのように過ごすのか、中身にはまったく触れていなかったのです。もし、のんびり、ゆったりとした状態がリラクセーションだとすれば、寝ている状態がその最たるものですから、毎晩寝ているわれわれはそれで十分でしょう。特に熟睡しているときは、かなりリラックスしているはずです。ところが毎日毎晩寝ても、ストレスは解消されないのはよく経験することだと思います。睡眠だけではストレスによる悪影響は解消されず、蓄積したままになってしまうこともあるのです。

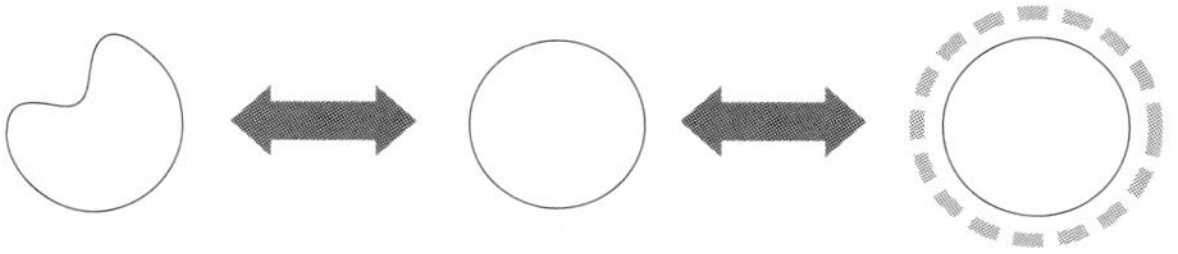

図1　リラクセーションはただののんびりした状態ではない

つまり、リラクセーションは単にストレスのない状態、ゆったりとした状態ということではなく、リラクセーションを作り出すための特別な方法によって生み出される固有の状態、特徴的な状態であると考えることが大事です。

本書の初めにストレスを表現するのに、ゴムボールにたとえて話をしました。リラクセーションも、同様にゴムボールにたとえてみましょう。周囲から力が加わらない状態では、ボールは当然球状になっていますが、持続的に一方向から力が加わると歪んでへこみが生じた状態になります。これが、ストレスがたまった状態です。それに対してリラクセーションとは、少々の負荷ではへこまない、あるいはへこんでもすぐに元の状態に戻ることができるような、復元力の高まった柔軟な状態を意味しています（図1）。

睡眠中、身体は省エネ運転となって、酸素消費量が低下します。われわれの身体の細胞は、栄養源を燃やしてエネルギーに換え、生命維持活動を行っています。エネルギーを燃やすのには当然酸素が

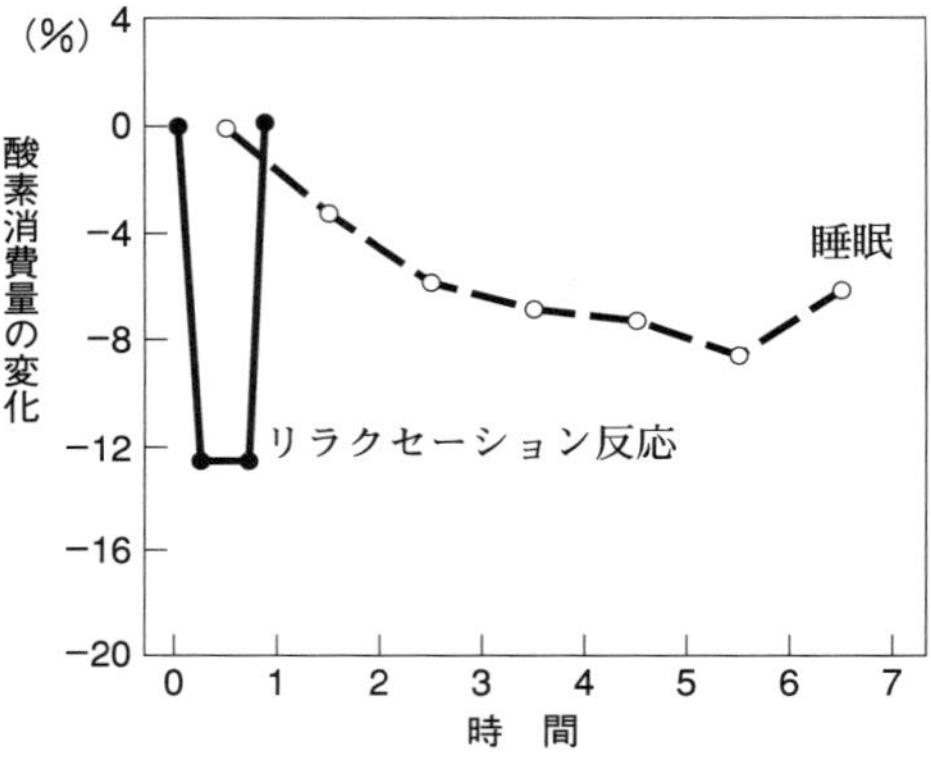


図2　リラクセーションと睡眠中の酸素消費量の変化の比較（ベンソン、2000）

必要で、それが酸素消費量として測定できます。酸素消費量の少ない状態が、すなわち生体の安静状態です。

酸素消費量は入眠から四、五時間かけて、ようやく覚醒時に対して八パーセント程度減少します。それに対して、深いリラクセーション状態においては、最初の三分間で一〇パーセント以上も酸素消費量が低下することが知られています（図2）。このような状態はリラクセーション以外では起こり得ません。リラクセーションと言われる特別な状態にならないと、体験できない状態なのです。

すなわち、リラクセーションとは、ストレスという普通ではない心身の状態と逆の特徴を持つ、やはり普通ではない心身の状態を意味していると言えます。ストレスと対極にあって、ストレスに対する抵抗力が高まった状態です。

### †リラクセーション反応とは

長時間同じ姿勢で作業をしたり、根を詰めたりした後に、首や肩が凝ることは誰にも経験があると思います。これは、緊張や興奮状態が続いた後に首や肩の筋肉に起こるストレス反応の一つです。

実は、リラクセーションが病気の治療や健康増進に広く利用されるようになったのは、アメリカの神経生理学者、E・ジェイコブソンが全身の筋肉を順番に緩めていく方法（頭のてっぺんから足の先まで、順番に力を入れてそれを抜くことを繰り返していく漸進的筋弛緩法）を導入したことから始まっています。つまり、リラクセーションとは、もともと筋肉の緩んだ状態を意味していたのです。

不安や緊張が高まると筋肉も緊張します。したがって筋肉を緩めることによって不安や緊張が解消できるのではないかという発想からこうした方法が取り入れられ、実際に臨床的な効果があることが示されて、広く用いられるようになりました。

この方法の心理的効果から分かる重要なことは、筋肉を緩めることで脳の働きを変化させることができるということです。つまり、リラクセーションとは、第一に、特徴的な脳の状態を意味しているのです。リラクセーション状態では、脳の血流、糖代謝、伝達物質などに変化が起こり、最初期遺伝子（脳が活動するために必要なアミノ酸を作り出す最初の指令）の発現なども認められることが予想されます。

そして、脳の変化は、自律神経系、内分泌系、免疫系といった生体機能調節系を介して、さらに身体全体に変化をもたらすことになります。その結果、身体的には、生理的ストレスが解消され、ホメオスタシスやストレス耐性が強化されます。生体機能調節系には、交感神経系の抑制、副交感神経系の賦活、ストレスホルモンの低下、免疫機能の増強といった変化が現れます。

一方、心理的には、心理的ストレスが解消され、元気が出てきます。より具体的には、緊張感の緩和、疲労感の減少、爽快感の増大などが見られます。研究が進むにつれて、このような特徴的な心身の状態は、筋肉の弛緩以外にも、ヨーガ、瞑想、催眠といったいくつかの方法によってもたらされることが明らかになりました。インドや中国など東洋では、古くからヨーガや瞑想などの方法が実践されていましたが、それらはリラクセーションという切り口から理解されることはありませんでした。欧米での研究が進んだ結果として、東洋的な方法が再評価され、臨床的にも用いられるようになってきたわけです。

リラクセーション状態の現出は、このように特定の方法によって引き起こされる心身の反応であるといった意味合いから、「リラクセーション反応」と呼ばれることになりました。

## †リラクセーションとは脳の変化

リラクセーションは、自らの意志、つまり大脳の状態によって作り出すことができます。最初は、身体と心の蝶番の位置にある大脳に変化が起こるわけです。それが、ストレスと逆方向に、辺縁系・視床下部などを経て生体機能調節系から全身の臓器に身体的リラクセーション反応を引き起こし、それと同時に心理的リラクセーション反応も引き起こされるのだと考えられます。

脳の変化を裏付ける研究は、主に方法論上の制約から、まだまだ発展途上であり十分な事実が分かっている段階ではありません。それでも現時点では、比較的多く実施されている瞑想法における脳の画像研究の結果が参考になるでしょう。瞑想というのは単なるリラクセーションではなく、心の働きの長期的な変容を目的としたものと考えられますが、ベンソンの超越瞑想を対象にした多くの研究成果から、一回ごとの瞑想状態は典型的なリラクセーション反応を伴うと考えて間違いないと思われます。

瞑想にはさまざまな種類があり、それによって脳に対する効果にも差が認められるようです。そこで、ロウらは二〇〇五年に、自分の知覚を持続的に観察するタイプの四種類の瞑想（観瞑想）をした際の脳血流データを対象にして、主成分分析という共通項を抜き出すための解析を行った結果を報告しています。

それによると、変化が認められた脳部位は、背外側前頭葉《はいがいそくぜんとうよう》・前帯状回・視床・橋《きょう》・小脳（血流低下）、外側頭頂葉・海馬《かいば》（血流増加）、内側頭頂葉・内側前頭葉・線状体《せんじょうたい》（血流増加）の三つのグループに分かれました。

背外側前頭葉は、大脳全体の司令塔の働きをしており、注意を集中したり思考したり、知的な活動を行う部分で、ヒトで特徴的に発達しています。この部位の活動低下は、通常の意識的な活動が抑制されている状態に対応していると解釈されました。また外側頭頂葉は、おもに知覚イメージを用いた空間認知を司る部分で、外界の三次元的な様子や自分の身体と空間との関係性、つまり自分がそこに「いる」という感覚を与えます。こちらの活動増加は、自分の知覚に対する注意が持続的に高まっている状態に関係していると解釈されました。

表１　瞑想によって血流の変化が見られた脳部位と働き

| 背外側前頭葉 | 外側頭頂葉 | 内側頭頂葉<br>内側前頭葉 |
|---|---|---|
| 大脳全体の司令塔<br>注意、思考などの<br>知的活動 | 空間認知<br>外界空間と自分の<br>身体との関係 | 自己意識<br>自分の特徴の想起 |
| ⇩ 血流低下 | ⇩ 血流増加 | ⇩ 血流増加 |
| **意識的活動の抑制** | **知覚に対する注意増強** | **自己意識の変容** |
| 瞑想状態に入るための心的活動 ⇨ | 瞑想状態に入った結果起こる変化 | |

しかし、以上の二つの部位の変化は、心の中の特定の対象のみに集中するタイプの瞑想（止瞑想。例えば、念仏など）では、活動増加や減少のパターンが逆になることも示されており、瞑想によってもたらされたリラクセーション反応の一部と言うよりも、瞑想状態に入るための心的活動が反映されている可能性があります。

第三のグループの内側頭頂葉は自分の特徴を思い出す働きに、内側前頭葉は自分の心の動きを観察する働きに関わっており、ロウらの報告では、この部位の血流変化が第一・第二のどちらのグループにも関わっているという興味深い結果が示されました。これは、瞑想状態に自己意識の変容（自分を外から客観的に眺める、自分に対するこだわりが弱まる、自他の対立を乗り越える、自分と外界との境界が曖昧になるなど）が関わっていることに合致する所見ですが、この点は、瞑想以外のリラクセーション法でも以前から注目されてきました。したがって、この部位の変化は、先に説明した心的活動によって瞑想状態に入った結果起こってくる脳の変化である可能性も考えられます。

少し専門的な話にわたり難しかったかもしれませんが、これまでに報告されている瞑想の画像研究の結果からは、瞑想状態というリラクセーション反応を引き起こすためには、少なくとも大脳の特定の部位が使われているようだと理解してよいでしょう。しかし、その反面、結果的に引き起こされる脳全体のリラクセーション反応の詳細や、それがどのようにして生体機能調節系に伝播されていくのかという点に関しては、まだまだ分からないことが多く、今後の検討課題ということになります。

### †いろいろな方法と工夫がある

リラクセーション反応を引き起こす方法には、ジェイコブソンの漸進的筋弛緩法の他にも、ヨーガ、瞑想、催眠など様々な方法があります。ここでは、それらの多様な方法を、大きく四つのグループに分けて説明しましょう。

## 1　意識のコントロール

ある特定の方法によって意識をコントロールし、リラクセーション反応を引き起こすことができます。先のH・ベンソンがその原則を非常に分かりやすくまとめていますので紹介しましょう。

①言葉、文、祈り、筋肉運動の繰り返しなどに心を向ける。

②雑念が浮かんできたときは受け身のままやり過ごし、再び繰り返しの作業に戻る。

何らかの対象に心を向け、注意がそれたら戻り、またそれたら戻りを繰り返すのです。この方法は、自己催眠を利用したリラクセーション法として心療内科で広く活用されている自律訓練法や、前項で述べた瞑想法などと共通した原理です。

この方法で特に注意しなければならないのは、あくまでも受け身のままで、シャカリキにはならないということです。次の項で、その実践法を紹介しますので実際にやってみましょう。

## 2　身体の形のコントロール

身体の形のコントロールを通してリラクセーションを実現するという方法は、東洋で古くから実践されてきたヨーガ、坐禅、気功法などに共通した特徴です。東洋医学で「身体」といった場合には、「肉体」よりもむしろ「形」を指しています。身体の働きを調えるために、身体の形が歪んでいない状態にすることが目標とされてきたのです。禅宗の一派の曹洞宗《そうとうしゅう》では、「正しく坐る」ことが強調されるのですが、これは「正しい形で坐る」と言い換えると理解しやすくなるでしょう。坐禅では、「調身《ちょうしん》・調息《ちょうそく》・調心《ちょうしん》」といって、身体、呼吸、心の三つの面を調えることが不可欠だと考えます。身体の形を調えるためには、力をぬかなければなりませんし、姿勢をよくしなければいけません。また呼吸を調えなければなりません。その結果として、身体の機能面もよくなってくると考えるのです。日本で一九六〇年代から行われてきた野口体操なども、この流れを汲んでいます。

正しく坐る、あるいはまっすぐ立つといえば簡単そうですが、実際にやってみると、われわれの身体には骨格の歪みや筋肉の緊張、凝りがあるために、なかなか正しい姿勢を取ることができません。そこで、ヨーガのポーズや、筋肉に直接働きかけて全身の筋バランスを整えようとする方法（ホメオストレッチ）などが有効なリラクセーション法となります。

ホメオストレッチは、ＢＴＵの美野田《みのだ》啓二が考案した方法です。生体機能調節系には、自律神経系、内分泌系、免疫系に、筋骨格系を含める考え方があります。美野田は、ストレスがたまると筋骨格系が変わる、例えば左右の脚の長さが変わるという現象に注目しました。手脚の長さの左右差を計測し、長さが等しくなるように、施術者が背中や大腿背部を圧迫したり、両腕両脚をストレッチしたりして整えていく方法です。

身体に歪みが生じている人は、パーソナリティにも特徴が現れます。パーソナリティ傾向を見る指標として、エゴグラムという質問紙があります。ＢＴＵとの共同研究として、エゴグラムの結果と、身体各部の筋肉の硬さの左右差との関係を調べたことがあります。すると、左右差が大きい人には、エゴグラムの下位尺度である「大人」（現実検討）が低く、「適応した子供」（社会的同調性）が高く、「自由な子供」（自己主張性）が低くなるといったタイプＣと共通した特徴が認められました。

つまり身体の歪みは、一過性の対処方略ではなく対処スタイルに関わっていると考えてよいようです。心理的な傾向で言えば、何か特定の状況においてだけ出現する傾向ではなく、むしろその人の特性（パーソナリティ）に近いものを表していると言えるのです。それを変えることは、一過性のストレス状態を解消するというより、長年にわたって蓄積されたストレスを解消していくことに相当し、結果としてパーソナリティも変わる可能性があります。今後の研究の進展に期待したいと思います。

### 3 生体信号のフィードバックによる中枢制御

普通われわれの血圧や心拍、あるいは消化管の運動や皮膚温などは、意識によってコントロールすることができません。これら末梢臓器の反応は、自律神経系によって制御されています。バイオフィードバックという方法では、末梢臓器の状態を音や光などの信号に変えて意識化できるようにします。そして試行錯誤学習を繰り返すことで、それを意図する方向に変化させることが可能になるのです。

血圧や胃腸の働きを意識でコントロールするといえば、まるで超人か仙人のようですが、実際に臨床でも用いられています。この方法で、血圧や心拍を下げたり、皮膚温を上げたり、筋緊張を下げたりすることによって、副交感神経が賦活されリラクセーション反応が引き起こされるのです。

この方法は、通常は自律神経の支配下にある生体機能が自動的なコントロールの安定性を失った場合に（例えば、高血圧などが起きるのですが）、一度モニター装置の助けを借りて意識的なコントロールの練習を繰り返し、身体に正しい癖がついた時点で再び自動的なコントロールに戻してやることを目的としていると考えるとよいでしょう。

それに対して、脳波のアルファ波を対象にして、意識的なコントロールの練習を介さずに自動的なコントロールの安定性を回復させようとする光フィードバックという方法もあります。アルファ波は、安静な状態、リラックスしている状態の時に多くなる脳波です。通常、アルファ波は脳の活動状態を表すアウトプット信号にすぎませんが、それをうまく再利用してリラクセーション反応を引き起こすことができないかと考えたわけです。

アルファ波帯域の脳波は、視覚を通して外から入ってくる明滅する光刺激に対して同調する「引き込み」という性質を持っています。そこで、一〇ヘルツ前後で明滅する光刺激によって、脳波を強めることが可能なのですが、人工的な信号ではその人固有の脳波のゆらぎが失われてしまうので、リラクセーション反応を引き起こすことはできないのです。そこでパイオニア（株）の安士光男が、その人自身の脳波をそのまま信号に変えて、リアルタイムにフィードバックすればいいと考えました。この方法であれば、その人固有の脳波の揺らぎを持たせたまま、アルファ波を強められるのではないかと考え、実際にそれが非常にうまくいき臨床応用されるようになりました。

この方法の面白いところは、脳が直接光信号の刺激を受けるため、意識が関与しない点です。つまり心を介していないわけです。そのため心理的なリラクセーション反応が起きずに、身体的リラクセーション反応だけが起こることもあるようです。

ところが、「あなたはこの方法を使うとリラックスするんですよ」という教示を与えると、きちんと心理的なリラクセーション反応も起こってきます。これは「末梢の身体の変化を脳が知覚したときに感情が起こる」というジェームズ－ランゲの理論を裏付ける結果です。これは心理学者であるW・ジェームズとC・ランゲの二人が提唱した学説で、「悲しいから泣くのか、泣くから悲しいのか」という問いに「泣くから悲しくなる」と答えたものです。一般的には「悲しいから泣く」というのが実感ですが、この二人は「泣く」という末梢の変化を脳が知覚して「悲しい」という情動が起きるとしたのです。

つまり、アルファ波を増やして脳の状態を直接変えても、文脈を与えられなければ感情の動きは現れないことがあるということになります。

## 4　末梢からのインプット

四番目は末梢からのインプットによる方法です。これは、五感によって音楽、映像、入浴、自然に親しむといったことを含めて、日常生活の中で非常に多くの方法が知られ、実践されています。他にも最近の健康ブームで話題になったマイナスイオンや活性化水などもこれに含まれますし、単純な筋肉活動の効果を利用する方法もあります。環境映像やヒーリング音楽、アロマテラピーなど、皆さんも何か使ったことがあるのではないでしょうか。

これらの方法は非常に多岐にわたりますので、一括りに説明することは困難ですが、一つのポイントとして、自然に親しむといった行為に典型的に見られるように、質のよい多様な情報がどんどん流れ込んでくることが大切だと思われます。

このグループに属する簡単な方法をいくつか紹介しましょう。

皮膚感覚では、例えば背中を撫でてもらうだけでも、ほっとしてリラックスできると思います。また、これも簡単な方法ですが、耳の中にコットンのようなフワフワしたものを入れるだけの「耳ウォーミング」という方法もあります。これを実行して、一〇分くらい経ったところで皮膚温（例えば指先の温度）を測ると二、三度上がったというデータもあります。

次は、筋肉活動を利用したもので、とても簡単な、手をグーパーさせる方法です。息を吸いながらいっぱいに掌を広げて二、三秒止め、次にゆっくりと息を吐きながら力を抜いて手を握る。これを四、五回繰り返すと、緊張している状態が和らいできます。どこででもできる方法ですので、会議でプレゼンテーションをする際、初対面の人に会う直前などに試してみてはいかがでしょうか。

眼球運動も手軽で効果があります。これは、目を左右に数十回動かして、ぱっと止める。すると目の周りの筋肉が緩んで、とても深いリラックス状態を引き起こすのです。さらに、眼を動かすのは脳ですので、眼球運動自体が脳の活動と関係していて、脳のリラクセーション反応を引き起こすのだという考え方もあります。

こういった方法は、何の練習も必要としませんので、すぐにでも日常生活に取り入れられるいい方法ではないでしょうか。

### †まずはやってみよう

ここでは、前項の第一のグループ、「意識のコントロール」に属するもので、比較的簡単に習得できる方法として、「呼吸の数を数える方法」を紹介しましょう。ちなみに、これに第二のグループの身体の形（姿勢）をコントロールする要素も入れて、背筋を伸ばして行うようにすれば、緊張を緩める効果に加えて、元気を出して爽快感を高めることも可能になります。

まず横になるかイスに楽な姿勢で腰をかけます。

身体の力を十分に抜き、姿勢に偏りがないようにしてから、ゆったりとした腹式呼吸をしてください。「吸って、吐いて」で一、「吸って、吐いて」で二……というように、一〇まで数えていきます。途中でいくつまで数えたか分からなくなったら、静かにまた一に戻って数え直しましょう。このとき、数えることに一生懸命になりすぎないように注意してください。

規則正しく呼吸する必要はありません。ゆったりとした呼吸で、長ければ長いなりに、短ければ短いなりに、要は「吸って、吐いて」で一、「吸って、吐いて」で二と数えればいいのです。

これは非常に単純な作業ですので、必ずと言ってよいほど気持ちがそれてきます。「この後どうしようかな」「夕食は何を食べようかな」といったことが思い浮かんできたり、

「ああ、あれを早く片付けなくちゃいけなかったな」「明後日までにあの書類を作っておかないと」というように、今気になっているようなことが浮かんできます。そうすると、不思議なくらいいくつまで数えたか分からなくなります。「あれ、四だったかな、五だったかな。いいや、もう五にしちゃえ」「分かんないな。あれ、六だったかな、あれ、七だったかな」。それが分からなくなったら、そこでまた一に戻るのです。そしてまた、「吸って、吐いて」で一、「吸って、吐いて」で二というのを繰り返すようにします。

これを、一回あたり五分から一〇分、一日に一、二回行うようにしてください。

この方法は先述のベンソンの二つの原則、①言葉、文、祈り、筋肉運動の繰り返しなどに心を向けること、②雑念が浮かんできたときは受け身のままやり過ごし、再び繰り返しの作業に戻ること。この二点をうまく押さえているわけです。一つの対象にそれとなく注意を向け、それたらまた戻るようにする。それを非常にうまく実現しています。この方法は実は、もともとの発想として、仏教の「数息観《すそくかん》」という瞑想法に倣っています。

リラクセーションの練習は、とにかく毎日続けることが大事です。これは短期効果と長期効果の区別という重要な問題と関係しています。

一回だけやっても、そのときちょっと楽になることはありますが、すぐにまた元に戻ります。例えば、肩が凝っている人がこの方法を実践すると、一〇分ぐらいで肩凝りは楽になります。ところがその後またふだんの生活に戻ると、恐らく一時間も経てばまた凝ってしまいます。リラクセーション法の一回の実習には短期効果が確かにありますが、毎日毎日続けていけば、今度は日頃から肩の力が十分抜けるようになってきて肩が凝らなくなります。そのように体質を変えていくことのほうが大事です。「状態」ではなくて「特性」の方を変えていくことを狙っているわけです。

## †アクティベーションへの入り口

先に、リラクセーションはストレスと逆のベクトルで生じる「普通ではない心身の状態」だと述べました。さらに細かく見てみると、リラクセーションには二つの段階があって、特に後半に「普通ではない状態」が強く現れてくる傾向があります。つまり、リラクセーションの効果には、リラクセーションにかける時間の長さによって違いがあるのです。リラクセーション効果を考える場合は、それを考慮する必要があります。

例えば「呼吸を数える方法」でリラクセーションを行った場合、最初の三分から五分で、全身の筋肉をはじめ緩んでいく効果が大きく現れます。血圧も下がります。ところがそれを超えて長い時間実習を行うと、逆に元気が出る効果が加わってくるのです。

自律神経のバランスで考えると、最初は、交感神経が抑えられて、副交感神経が賦活されます。それが一〇分ぐらいを過ぎると、交感神経もまた賦活されてくるのです。つまり両方の活動が高まった状態です。そしてリラクセーションの実習が終わると、交感神経、副交感神経の両方が下がります。

心理的にも、最初はカッカと頭に血が上った状態が静まり、穏やかで安らかな気持ちになります。さらに実習を続けていくと、様々な雑念が浮かんでは消え浮かんでは消えした後に、頭の中がすっきりとして色々な物事が整理され、エネルギーが湧いてくるような状態になってきます。

つまり、リラクセーション反応には、前半の文字通りのリラクセーションのフェーズと、後半の「アクティベーション」のフェーズの両方が含まれていると考えられるのです。

肩こり、頭痛、高血圧、不眠症といった心身の緊張状態が直接関与している病態には最初のフェーズが有効ですから、短時間の実習でも効果があります。しかし、うつ状態、慢性疲労といったエネルギーが低下した状態には、アクティベーションのフェーズまで至るように長めの実習をすることが望ましいでしょう。

先に瞑想法の脳に対する効果について触れましたが、特に心の中の特定の対象に集中するタイプの瞑想法（止瞑想）では、アクティベーションの要素がかなり大きな意味を持つと考えられます。つまり、リラックスすることよりも、リラックスした後のアクティベーション状態を利用しようとしている瞑想法もあるわけです。

## †どんな効果があるのか

ここまで見たように、リラクセーションは共通して脳に特有の変化を来すものと考えられます。そしてそれが全身に波及していくなかで、心身の機能に対する様々な効果が認められるようになります。

### 1　生体機能調節系への効果

リラクセーションの効果で最も顕著なのは、生体機能調節系に対するものです。これは、ストレスと逆だと考えれば分かりやすいでしょう。ストレスが加わると生体機能調節系のバランスが崩れて、その後ストレス反応が起こります。それに対してリラクセーションは、実習を始めることによって、まずストレスとは逆方向に生体機能調節系のバランスを動かす働きが表れます。

生体機能調節系は心と身体をつなぐ要の位置にあって、生体のホメオスタシスの維持を担っているシステムです。ストレス反応は、基本的にこの生体機能調節系に引き起こされる反応であるため、リラクセーション反応も、脳の次にこれらのシステムに影響を及ぼすことになるわけです。生体機能調節系へのリラクセーション効果により、生理的ストレスが解消されストレス耐性が増強されると言っていいでしょう。そして、ここに現れた変化は、当然全身の各臓器の機能や構造に影響を及ぼすことになります。

## 2　病気に対する治療・予防効果

私が専門としている心療内科は、ストレスや生活習慣の歪みなどと関わっている身体症状や身体疾患の治療を専門としています。その際、最も有用な治療法の一つが、各種のリラクセーション技法なのです。ここでは当然長期効果が問題になります。

特に効果が大きいのは、筋肉の凝りに由来する心身症、緊張型頭痛、斜頸《しゃけい》、書痙《しょけい》、肩こり、腰痛、さらに不眠症などです。

また興味深いことに、交感神経が優位になっている疾患だけでなく、副交感神経が過剰に働いていると思われる疾患にも効果があります。例えば、過敏性腸症候群。これはおなかが痛くなって、便秘や下痢を起こすのですが、特に下痢の場合は副交感神経が過剰に働いていると思われます。そういった身体症状にも、リラクセーションの効果があります。ちなみに過敏性腸症候群の便秘は、腸が動かなくなるのではなくて、動きすぎて痙攣した状態になっているのです。だからこれも副交感神経が過剰に働いている結果です。

それから喘息《ぜんそく》です。喘息は交感神経を刺激する薬を飲めばよくなることが知られていますが、副交感神経が優位になっている状態です。喘息にもリラクセーションの効果が現れます。これらの場合は、恐らくアクティベーションが効いていると思われます。自律神経のバランスが崩れていたものを、両方を一度賦活してから落としてやることによって、正常化していく働きがあるのではないかと考えられます。細かいところまではまだ十分に分かっていませんが、臨床的には、副交感神経が優位になっていると思われる病態にも十分効果があるということが知られています。

糖尿病に対しても、血糖値を下げる効果があるようです。先ほどの光フィードバックでは、ヘモグロビンA1Cという指標で〇・二とか〇・三のレベルですが、血糖値を有意に低下させたデータがあります。それから、われわれとサイエンスクリニックの共同研究では、気功法を四ヶ月実習した結果、ヘモグロビンA1Cの値が平均で一近く下がったという結果を得ました（図4）。図の第一グループは前半四ヶ月、第二グループは後半四ヶ月、気功法教室に参加していますが、どちらでも有意な改善が認められています。

また、病気とまではいかなくても、様々なストレス状況に対する抵抗力を高め、早めに疲労を回復し、健康を保持するためのストレスマネジメントの方法としても、リラクセーション法は盛んに活用されています。

## 3　アンチエイジング効果

日本では今後、高齢化がますます進み、医療費の高騰、認知症や介護の問題などがどんどん深刻になっていくことが予想されています。こうした状況で、リラクセーションが持つアンチエイジング効果はもっと注目されてよいと思われます。

ヨーガなどのリラクセーション技法の実習を続けていくと、白髪が黒々としてきたり、軽い痴呆状態で、ぼんやりしていたお年寄りがはっきりしてきたりするなど、その効果は、以前から経験的に知られていました。しかし近年、そこにも科学のメスが入りつつありま

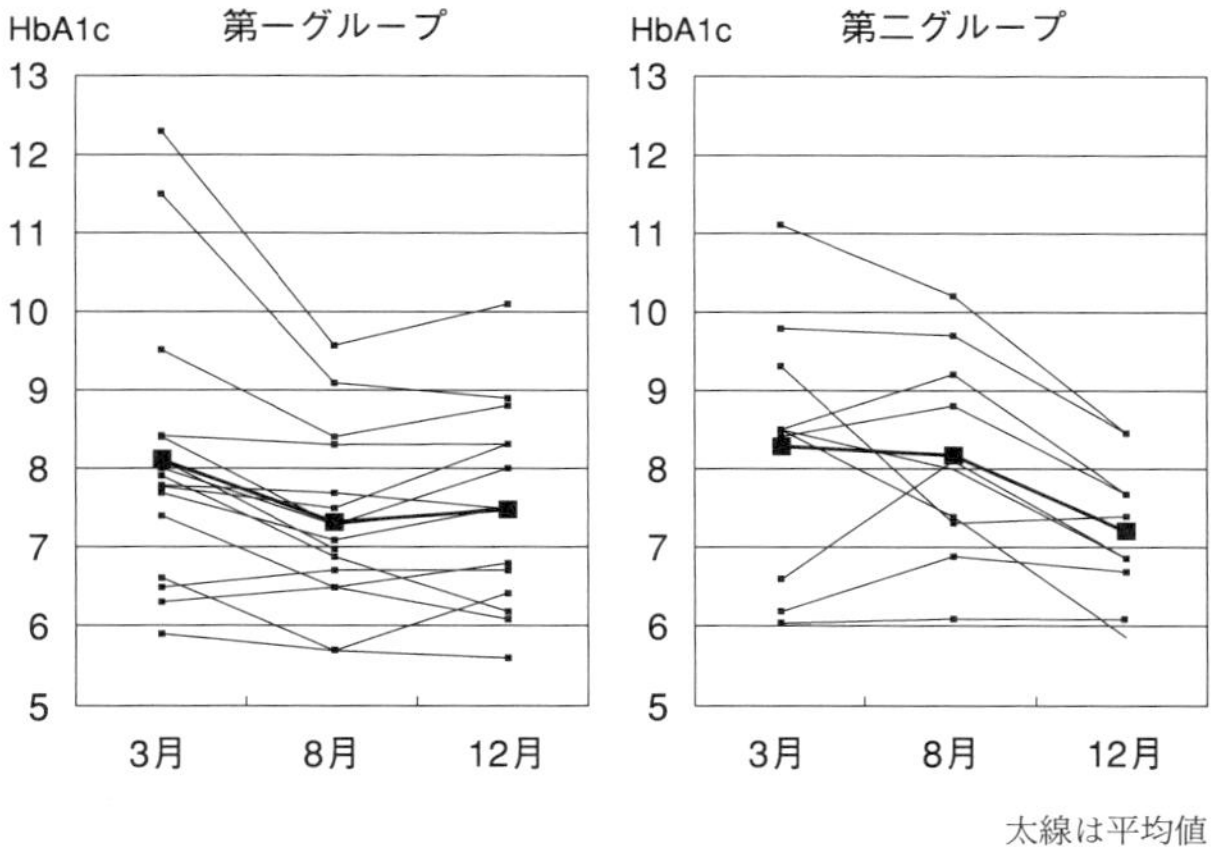


図 4　糖尿病に対する気功法教室の効果（辻内琢也ほか、2002）

す。例えば、九州のジャパンアクアテックという会社が開発した「流水バス」という川の流れに身をゆだねるようなリラクセーション法を毎日二週間実践することによって、痴呆域にあると評価された脳機能が正常域にまで改善したという予備的な結果も報告されています（小倉理一、二〇〇三）。また白髪が黒くなる背景としては、DHEA（デヒドロエピアンドロステロン）などの副腎由来の男性ホルモンの分泌が増えている可能性が指摘されています。

老化のメカニズムはまだ解明しつくされてはいませんが、活性酸素などによる遺伝子の損傷は老化を進める方向に働くと考えられています。体内の酸化ストレスを尿中の８ＯＨｄＧという物質（遺伝子の原料になるグアニンが活性酸素によって酸化された物質）の値から推定する方法があります。栃木県にある芦野《あしの》温泉・九州大学・早稲田大学との共同研究では、一〇日間の入浴前後で尿中の８ＯＨｄＧが低下しており、温泉の源泉自体が持つ効果に加えてリラクセーションによる効果も関わった可能性があると考えています。

また、第5章で説明するマインドフルネス瞑想という方法を長年実習した場合、前頭葉の前頭前野にも変化があったとする報告があります（レイザーほか、二〇〇五）。前頭前野は、人間の知性や理性、また感情にとって大変重要な領域ですが、加齢とともに萎縮することが知られています。マインドフルネスによってその萎縮が食い止められたとされ、今後大変前途有望な方法であると考えられます。

アンチエイジング効果は、当然女性の美容にも関係してきます。現代の多くの女性の興味を引く問題でしょうから、今後さらに検討するに値するでしょう。

### †不眠症のAさんの場合

Aさんは、三四歳の女性会社員です。システム・エンジニアの仕事をしており、納期が迫ってくると、一日一五時間程度働くことも稀ではありません。二〇代の頃は、一晩寝れば疲れも取れて、ストレスがたまったと感じても、たまに友達と会っておしゃべりしたり、買い物に行ったりすれば後に引きずることはありませんでした。

それがここ数年、いつもだるいような感じになり、寝てもすっきりと疲れが取れなくなっていました。ちょうど半年ぐらい前に、その時取り組んでいたプログラミングの仕事を、自分のミスで始めからもう一度やり直さなくてはならないといったことがありました。その直後から、いつも緊張している感じが抜けなくなり、夜もなかなか寝付けなくなってしまいました。ベッドに入って寝ようとすればするほど目が冴えてしまい、身体がこわばる感じがして寝返りを打つことの繰り返し。日によっては二、三時間も寝付くことができず、過労に寝不足が重なり、仕事のミスも増えてきて、心療内科の受診になりました。

Aさんのケースは、典型的な原発性不眠症のケースですが、薬は癖になりそうで飲みたくないという希望もあったため、「呼吸を数える方法」を導入しました。二週間ごとに外来に来ていただき、不眠のことはあまり話題にせず、上記の方法を一緒に実習し、自分で実際に行ってみた感想や、仕事上のストレスの話などを聞くようにしました。

初診後ちょうど二ヶ月くらい経ったところで、「ところで、眠れないほうはいかがですか」とお聞きしてみると、いつの間にか比較的早く眠れることが多くなっているとのことでした。それに、何年も悩んでいた肩こりも随分よくなったとのことです。そこでさらに二ヶ月ほどフォローした後、リラクセーションの実習を続けることを約束して外来治療は終わりになりました。

不眠症のケースでは、眠れないということを気にするあまり逆に覚醒状態が高まって(目が冴えて)しまい、さらには寝返りを打つことでせっかく緩んできていた身体の緊張もまた高まったりするなどで、眠れなくなっているケースが多いようです。そこで、眠れないことはちょっと置いておいて(注意の対象から一度外して)、まずはうまく力が抜けるようになりましょうと、リラクセーションを進めていくことがとても効果的なのです。したがって、実習時間も別に寝る前である必要はありません。とにかく毎日続けていくことのほうが重要です。

ただし、中途覚醒、早朝覚醒、悪夢などが多い場合は、うつ病の関与も考えられますので、その際には薬物療法を含む専門的治療が必要になります。

### †トラウマへの効果

精神面への効果としては、気分が安定し、心理的ストレスの解消とストレス耐性の増強といった効果が認められます。そして、さらに特筆すべき効果としては、心理的ストレスの究極の形のひとつと考えられるトラウマ記憶の解消が挙げられるでしょう。

トラウマというのは精神的外傷体験のことです。ある時非常にショックな体験をすると、心に深い傷ができて、長い時間を経ても癒えなくなります。あたかも、その傷からずっと血が流れ続けているような状態をトラウマと言います。それが深いリラクセーションによって解消されるということが起こります。

ホメオストレッチのところで紹介しましたが、精神的なショックによって手脚の長さが左右で違ってくるという現象があります。美野田啓二の説によると、何か非常に怖い体験をすると、身体がその時のトラウマを憶えているのだと言います。つまり筋肉の歪みとして身体にトラウマが残って不都合が起こると考えるのです。例えば子どものころに親からひどく叱られ、自分ではどうしようもなくて泣きじゃくる。その時の身体の緊張を身体自体が憶えてしまい、時間が経ってもその緊張が取れずに歪みにつながるのです。トラウマは心に起こるのですが、同時に身体の筋肉にも記憶されるわけです。そこで、ホメオストレッチのようなリラクセーション法によって、筋肉が記憶したトラウマを解消できれば、次第に心のトラウマ記憶も解消できるという考え方になるわけです。

精神面への効果の背景には、リラクセーションが情報の流れの逆転を引き起こすという作用が関与している可能性があります。

われわれは日常生活の中で、常に過去のことを思い出し、未来の目標を達成するために現在を生きています。別の言い方をすると、常に自分の外から内へ情報を取り込んでいるわけです。そうした中で心の中に大小様々なトラウマをためこんで、歳を取るごとに不自由になっていく面があることは否めないでしょう。

ところが、単純な作業に繰り返し集中するリラクセーション法を実習するとき、そこでは過去も未来もありません。呼吸の数を数える方法を実践している時は、呼吸を数えること以外、何も取り込んでいないわけです。ただ単に呼吸に集中して、それを数えているだけです。何も取り込まない心理活動を行うと、情報・エネルギーは、内側から外側に向かって流れを変えるようです。それが自分の中から出てくる雑念として自覚されるわけです。

実際にこうしたリラクセーションを行うときに、雑念の扱い方はとても大切です。呼吸の数を数えていると、様々なことが頭に浮かんできます。「ああ、あの仕事まだ終わってなかったな」。そうすると、「ああ、終わってなかった。そうそう。あれもやっておかなくちゃいけない。あっちもやっておかなきゃ。これも忘れないようにしなくちゃ」というふうに、雑念のほうに意識が傾いてしまうことがあります。その場合、リラクセーションはそこで物理的にストップします。ストップするのみならず、今現在気になっていることを、どんどん考え始めますので、心身が緊張してきます。それで、さらに考えなくてもいいことを考えてしまって、なおストレスを大きくしてしまうのです。これでは逆効果です。

そこで、雑念が浮かんできたら、「あ、今、この前の仕事まだ終わってなかったな、というのが浮かんできたな。でも今はリラクセーションの練習をしてるんだから、また呼吸に戻らなくちゃ。一に戻ろう」と呼吸に戻る。またそのうち別の雑念が浮かんできます。「ああ、あの人との約束あったな。ああ、連絡取らなくちゃ。でも今は練習中だから一に戻ろう」ということを繰り返します。不思議なことに、一度浮かんだ雑念は二度三度とはなかなか出てこないのです。だから、気になることが出てきても手放す、出てきても手放す、ということを繰り返していけば、一〇分、一五分の後には非常にすっきりします。

この過程は、「自分の心の中で気になっていたものが浮かんでは消えていった」という感じになると思います。これは、通常外から中へ詰め込んできたものが、中から出てきて消えていくという感覚ですので、心理的なリラクセーションは非常に深くなります。トラウマも、こうした形で出てきては消えていくというのが一番いいわけです。

この練習を深めていくと、昔のことが思い出されるようになります。最初は、本当に古い記憶で、一度も思い出したことがなかったような記憶が山のように出てきます。どんどんどんどん出てきて、それこそ呼吸を数えるのが難しいくらい出てきます。ところが、先にも述べたように、一度出てきたものはそう何度も出てきません。毎日繰り返していると、古い記憶から出てきて、だんだん最近の記憶になり、やがて、出てくる記憶が少なくなってきます。それも、ぽーんと出て、しばらく出ない。ぽーんと出て、しばらく出ない。そのように、自分の中にため込んでいたものが、古いものから解消していくという体験が共通に起こってくるようです。

呼吸の数を数えていると、様々な雑念が浮かんでくると述べましたが、実はそれはうまくいっている証拠なのです。心身が緩んできて、一つのことだけに気持ちが集中すると、ふだんと違った心の使い方になります。すると、情報・エネルギーの流れが逆転して、内側にため込んでいた様々な心の歪みが、だんだん表に浮かんできます。過去の記憶がひとりでに思い出されてくるのです。これを心療内科でよく用いる自律訓練法では「自律性解放現象」と呼ぶのですが、その他のリラクセーション技法でも似たことが起こることが知られています。例えば眼球運動による強力なリラクセーション反応を利用した治療法、

「眼球運動による脱感作と再処理法（EMDR：Eye Movement Desensitization and Re-processing）」では、このメカニズムを利用して、心的外傷後ストレス障害（PTSD）の治療を行っています。

## †リラックス貯金の積み立て方

リラクセーション法がなぜ効くのかをおさらいしましょう。

ストレスがたまると慢性的な心身の緊張状態が起こります。それが生体機能調節系の失調につながり、臓器においても機能的・器質的な異常を引き起こします。リラクセーションが、ストレスとちょうど逆の心身の状態を意味すると考えた場合、ストレスがたまるのと同じように、リラクセーションもたまると考えることができます。

これを「リラックス貯金」と呼ぶことにしましょう。

ストレスは、短期的なものよりも長期的・慢性的なものの方が健康への影響も大きいわけですが、リラクセーションの場合も、持続的・継続的に実習をした方が効果的です。つまり、リラクセーションを継続的に行うことで体質を変え、ストレスによる慢性的な心身の緊張状態を緩める。そして生体機能調節系の失調を正常化して、機能的・器質的異常を改善していくという狙いです。

ここでは、短期的効果と長期的効果に分けて理解することが必要です。短期的効果としては、心身の緊張を緩めて前述したようなリラクセーション反応がもたらされますが、その大部分は一過性の反応にとどまります。つまり、リラクセーションを病気の治療や健康増進に利用するためには、長期的効果が重要になってくるわけです。そして、長期的効果としては、まさにストレスに対する抵抗力の増大（＝リラックス貯金がたまった状態）といった変化が起こることが示されています。

「頑張る系」ストレスの実験を思い出してください。一生懸命計算問題を解くと、血圧が急に上がります。ところが毎日リラクセーションの実習をしている人が同じ実験に参加すると、血圧上昇が明らかに小さいことが分かっています。これはどういうことでしょうか。

考えられるのは、毎日リラクセーションの実習をしていると、副交感神経の働きが高まりやすい状態になっているという可能性が一つ。もう一つは、同じだけ交感神経が刺激されても、その受け手の側が刺激に対する感受性を落としているのではないかということです。これを、受容体のダウン・レギュレーションといいますが、受容体の数が減っていれば、交感神経が同じだけ刺激されても、反応が起こりにくくなるわけです。残念ながら、現在のところ、そのどちらが起こっているのかを突き止めた研究は、筆者の知る限り出ていません。しかし、交感神経に拮抗するような身体の変化が起こることは確かだと言っていいでしょう。

ただ、リラクセーションの実習をやめるとまた元に戻ってしまいます。一ヶ月、二ヶ月休んでしまうと、また元のように反応が大きくなります。だから、とにかく毎日続けていくことが非常に重要なのです。

ストレスでも、日常いらだちごとのように、それ自体は大きな問題ではなくても慢性的に続くストレッサーは非常に影響が大きく、借金がどんどんたまってしまいます。ところが、リラクセーションの実習を一日一〇分でも続けると、リラックスした状態がたまって借金を返済した上に、リラックス貯金が増える。貯金がある程度たまれば、新たなストレッサーがかかっても余裕で乗り切れる。何か不都合があっても、それが過度のストレッサーとして働かないような状態になるということです。われわれの心身には、本来そういった能力があると言えそうです。

# 第4章

# 避けず編

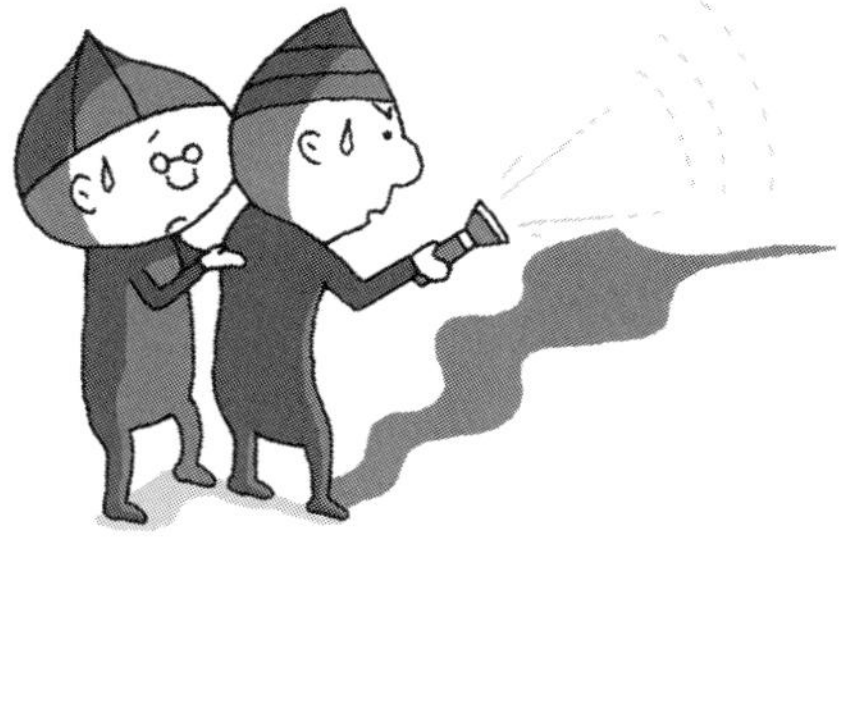

## †誰にでもうまくいかない癖がある

よく「性格はなかなか変えられない」と言われます。しかし、パーソナリティを形づくっている構成要素として、その人が毎日繰り返している思考パターンや行動パターンは変えることが可能です。ストレスがたまりやすい人には、ものの考え方や感じ方、行動の仕方などに偏ったクセがあります。そのために、ストレスにうまく対処できず、身体症状や様々な問題を引き起こします。まずは生活習慣を見直し、改善することです。その際、第2章で紹介した「八つの健康習慣」などが参考になります。

生活習慣の改善だけでも、ストレスはかなり軽減されますが、それだけではなかなかうまくいかない場合、前章で紹介したようなリラクセーション法を試し、毎日実践することで、さらなる効果が期待できます。生活習慣が不規則な場合やリラクセーション法を全然行っていない場合に比べて、確実にストレスがたまりにくくなるはずです。また、継続していく中で、それまでにため込んだストレスもかなり解消されるようになります。

ところが、それでも特定の領域にだけ問題が残ってしまうことがあります。高所恐怖症とか、人前で話すのが怖いというような社会不安障害、あるいは電車に乗れない、外出できないといった広場恐怖と言われる状態、いつも落ち込みがちであったり、億劫《おっくう》で仕方がないうつ状態が見られるなど、特徴的な問題が残る場合があるのです。

それは、どこかで自分が身につけた偏った行動パターンや思考パターンが原因になっていることが多いのです。あるいは逆に、本来ごく普通の育ち方をしていれば身につけてきたはずの基本的な生活上の常識や知恵、例えば対人関係スキルや、社会の中で生きていくコツなどが、身についてこなかったという場合も考えられます。

すなわち、間違って身につけてしまったり、成長過程で身につけておくべきものが身についていなかったりすることによって、生活の中で問題を生じさせてしまう領域が残るわけです。そういった場合には、偏った思考パターン、行動パターンを変えていくことが必要です。それに対して有効な方法として「認知行動療法」があります。認知行動療法とは、心療内科や精神科の臨床場面でも大きな効果を上げている方法です。

認知行動療法が対象とするのは、病気の発症要因ではなくて持続要因です。

発症要因とは、「何かストレスがあって、具合が悪くなった」というように、不調のきっかけになった原因のことです。トラウマの問題などは、最初の一撃が大きな傷を残していますので、発症要因を詳しく突き止めて対処することが必要です。

しかし発症要因がトラウマのように顕著なものではなく、二年前、三年前と過去に遡る場合、その出来事自体が今も影響を与えているとはなかなか考えにくいことも多いでしょう。その場合は、持続要因を突き止めて対処する方法が有効になります。認知行動療法は、おもに持続要因に働きかける治療法なのです。

この発想の根本にも、人間は放っておけば健康になるはずだという考え方があります。人間の心も身体も、本来ホメオスタシスを維持する力を持っていますので、それを妨げるものがなければ、たとえ一時的にバランスを崩して病的な状態になっても、元に戻って健康を回復するはずです。ところが、問題が持続しているということは、発症要因以外に病気を続けさせている原因があるはずだ。そう考えるのが持続要因を重視する立場で、認知行動療法の基礎になっています。

### †ところで、行動って何だ?

第2章では、生活習慣と絡めて「行動」の説明をしましたが、ここでは「認知行動療法」でいう行動の意味を考えてみましょう。

少し理論的になりますが、「行動とは、環境と個人の一連の相互作用を含んだものである」と定義できます。ここでなぜ環境が出てくるのかというと、第2章で述べたように、もともと行動とは、人間の機能、働きを表す概念であることに関連しています。個人が環境と相互作用する中で持つ役割や働きを「行動」という言葉で表現するわけです。

環境と個人の一連の相互作用を構成するものとして考えられるのは、①刺激や状況、②個人の特性、③反応、④随伴関係、さらに、⑤反応に対する周囲や自らの反応、の五つです。

具体的な場面を想定して考えてみましょう。

お母さんが子どもをお使いに行かせるとします。子どもを主体に考えたとき、①の「刺激や状況」は、「お母さんが子どもに声をかける」という行為です。それに対して子どもが取る行動が、③「反応（狭義の行動）」です。

「○○ちゃん、ちょっとお買い物行ってきてくれない？」とお母さんが声をかける。すると「うん、わかった、行ってくる」と、すぐ行く子どももいれば、言われても聞いていない、あるいは聞こえても遊んでいるというように、子どもによって反応に違いがあります。それにはその子に具わった、②「個人の特性」が関係しています。刺激や状況が同じでも、個人の特性の違いによって反応が異なるわけです。さて、子どもがお使いから帰って来ました。そこでお母さんがどういう声かけをするかは、また、そのお母さんによって異なります。あるお母さんは、何も言わずに料理に熱中しているかもしれない。あるお母さんは、「わあ、うれしいわ。よく行ってきてくれたわね」と褒めてあげるかもしれない。また別のお母さんは、「行ってきてくれてありがとう」とお小遣いをあげるかもしれない。子どもがお使いに行ってきたことに対する周囲の反応次第で、次に子どもがお使いに行きやすいかどうかも変わってきます。お母さんが褒めてあげたり、お小遣いをあげたりすれば、次の機会には行きやすくなりますが、お母さんが知らん顔していれば、次に同じようなことを頼んでも、子どもはなかなか行かないかもしれません。これが⑤「反応に対する反応」です。

④の「随伴関係」というのは、「反応」と「反応に対する反応」との関係です。お使いの例で言えば、同じ褒めるのでも、どのくらいの頻度で褒めるかによって子どもの行動が変わります。お使いのたびに毎回褒めれば、すぐにお使いに行く子どもになります。ところがある時、お母さんが風邪を引いて体調が悪かったために、褒められないことが続いたとします。そうすると、子どもが「この前まであんなに褒めてくれたのに、もうお母さん、僕のことなんかどうでもいいのかな」「お使いに行って当たり前だと思ってるんじゃない

の」などと思ってすねてしまうと、もうお使いに行かなくなるかもしれません。ところがお母さんが、ふだんから少しずつ褒める回数を減らして間引いていけば、たまたまお母さんの体調が悪くて褒められないことがあっても、子どもは何とも思わなくなります。「また今度褒めてくれるかな」「次はお小遣いくれるかな」と、たまたま褒めないことを過剰に考えずに、またお使いに行く。このように、褒める頻度や強さなどをどうするかというのが、随伴関係です。子どもの行動に対して、褒めるという周囲の反応をどのように随伴させるかによって、子どもの行動の維持が変わってくるわけです。

認知行動療法では、こうした一連のことをすべて含めて行動と捉えています。日常生活における行動とはかなり違うように思われるかもしれませんが、生活習慣も、実はこうした相互作用の中で維持されたり、強化されたり、消えたりしているという発想になるわけです。

反応に対する反応には、必ずしも周りの反応だけではなく、自分自身の反応も含まれます。早起きして運動した日には自分自身にご褒美をあげると、また次の日も早起きできる可能性が高まります。

通常変えたいと考えるターゲットは「狭義の行動」です。この例で言えば、「早起きして運動をする」という行動を起こしたい。この場合、その個人の狭義の行動を変えるために、それ以外の要因がすべて利用できるわけです。ここが非常に大切なポイントです。

つまり、子どもがお使いに行くようにするためには、声かけの仕方や褒め方を工夫すればいいわけです。個人の特性を変えるのはなかなか難しいですが、それも日ごろからしつけをきちんとすることによって、お使いに行く可能性が高い子どもに育てることはできます。すべてが維持要因なのです。どんな状況で、どんな特性で、それに対して周りがどんな反応をするかというようなことは、全部維持要因として効いてくるわけです。これが認知行動療法の原理です。

## †何事もアセスメントが大事

以上の行動の理解に基づくと、認知行動療法ではアセスメント（評価）が重要であることが分かるでしょう。

まず何が問題（先に述べた「反応」）なのかを特定しなければなりません。問題が複数あれば、そのすべてをリストアップしていきます。そして、次にそれらの中から、問題点や症状としてどれを改善しようとするのか、取り組むためのターゲットを決めます。

次にその問題がどんな状況で維持されているのかを突き止めます。具体的には、次の三点についての評価を行います。

①どんな状況で、症状や問題が起きているか。
②どんな心理的・身体的特徴が、症状や問題に関係しているか。
③症状や問題に、どのように反応しているか。

以上の作業を「行動アセスメント」と言います。

例えば子どもが授業中にお腹が痛くなるとします。前節の分類で言えば、お腹が痛くなるのが「反応」。それがどんな状況で現れるのかを詳細に聞いていき、苦手な授業の時にお腹が痛くなることが多いと分かれば、他の授業のときはどうか、次に、それには子どものどんな「特徴」が関係しているのかを考えます。もともと緊張しやすい性格が関係しているのではないか。トイレに行きたいと思っても、なかなか言えずに我慢してしまうような子どもかもしれない。さらに、お腹が痛くなった時に本人はどのように対処しているのか、あるいは周りがどのような態度を取っているのかを見極めます。先生が必要以上に厳しかったり、逆に優しすぎたりといった「反応に対する反応」が、授業中にお腹が痛くなる状態を維持させている可能性もあります。

以上のアセスメントに基づいて、緊張しやすい子であれば、リラクセーションの練習をさせたり毎日散歩をするなどして身体の緊張をほぐしていきます。苦手な授業で起こりやすいなら、担任の先生と相談するなどして、その授業の先生にも事情を話し、トイレに行きたいと思った時にすぐに退席できるようにしてもらえば、改善されることもあるでしょう。

## †自分自身をモニターする

アセスメントを進めるためには、自分で状況や行動、対処などを記録するセルフ・モニタリングという方法が重要になります。セルフ・モニタリングは認知行動療法の基本です。自分がどのような問題状況にいるのかを自覚することなしに、問題点の改善はできません。

最近うつの症状が出ている、どうも苦手な上司が原因らしい。そのような場合、状況と自分自身の反応、対処の仕方を自分で書き出してみるのです。

上司が無理難題を言ってきた。その時どんな気持ちになったか。「腹立たしい」。何を考えたか。「嫌がらせとしか思えない」。「いつものようにくだらないことを言っている。でも、自分は何も言い返すことができない。もうこの人には何を言っても無駄だ」。そういったことを書き留めていきます。まず、どういう状況で、どのように感じて、どのように思ったか、そんなことを繰り返し書き留めていくと、自分のパターンが見えてきます。すると次に、目線が引けてきて、自分の感じ方、考え方が本当に筋の通ったものかどうかに目が向いてきます。すべての人が、その上司を苦手と思っているわけではない。うまく言い抜けているやつもいれば、かわいがってもらってる人もいる。それに対して、「自分は何か違うな。考え方にちょっと極端なところがあるな」と気がついたら、それはチャンスです。自分の特徴が分かりさえすれば、その極端なところを変えていけばいいのです。別の考え方ができないか、別のやり方ができないかと考えることによって、自分自身を変えていけば状況が好転することも多いのです。

セルフ・モニタリングをする際は、記録用紙を状況と感情と思考に分けて書き留めると、アセスメントがしやすくなります。何をどう変えていけばいいかが分かりやすくなるのです。図1に示したような「三つのコラム」を利用するとよいでしょう。セルフ・モニタリングをするだけでも、ある程度の期間続けていけば、自分を客観的に見ることができるよ

| 状況 | 感情 | 思考 |
| --- | --- | --- |
| 上司が無理難題を言ってきた。<br>〜 | 腹立たしい。<br>〜 | いつものようにくだらないことを言っている。もうこの人は何を言っても無駄だ。<br>〜 |

図１　三つのコラム

うになり、問題となっていた症状なども随分変わってきます。

その一方で、セルフ・モニタリングを行っても、どうしても自分の考え方に非があるとは思えないこともあるでしょう。理不尽なことばかり言う上司に対して、自分は一面的な見方をしないように心がけている。しかしそれでもつらい状況は変わらない。

こういった例では、上司に対して自分の思ったことが言えないという行動面の特徴が関係していることもあり得ます。そのような場合は、自分の意見を伝える練習をすることが解決の糸口になります。「自己主張訓練」と言われる方法では、まず上司から言われたことを記録してきてもらいます。そして、「上司がこう言いました。それに対して私がこう言いました」というスクリプトを作り、治療者が上司役になって寸劇をします。すると職場では言えなかったことがはっきりして、「あ、こう言えばいいんだな」と分かってきます。そして次に、上司と本人の役を交代します。患者さんが上司の役をするのです。ここでは、治療者が、その場をうまく切り抜けるような上手なモデルを示すのです。治療者がうまく対話するのを見ているだけで、実際に自分でやらなくてもその方法が身につくようになります。これは「モデリング」という学習法です。モデリングの後で、もう一つ有効なのは、「今、どうでしたか。どんな感じでしたか」と訊ねることです。上司の立場を演じていて、そこでどう感じるかを体験しているわけですから、自分が上司に与えている印象も見えてきます。それで対処がうまくできるようになるのです。臨床の実際では、その過程を全部テープに録っておいて宿題として持ち帰って聞いてきてもらいます。

### †過食症のBさんの場合

Bさんは、二九歳の女性で会社員、事務職の方です。大学一年生の頃から、ストレスがたまると過食と自己嘔吐を繰り返していたとのことでした。そのため、以前はかなり体重も減ったことがありましたが、今は少しやせ気味くらいで、月経も不規則ながらあるとのことです。現在、嘔吐はほとんどありませんが、二日に一回くらい過食をしては、食事を抜いたり過剰に運動をしたりということを繰り返しているとのことでした。

二年ほど前から付き合っている恋人がいて、一年後に結婚することになりました。そこで、それまでには何とか食事を普通にしたいとのことで、受診しました。

他には、身体疾患も精神疾患もありませんでしたので、「神経性過食症」という診断になりました。この病気は、身体や心、あるいは脳の病気というよりも、アルコール依存などにも通じる行動の病気という側面が強いと理解されています。つまりBさんの場合は、大学生の時にストレスに対する誤った対処手段として、過食と自己嘔吐という「うまくいかない癖」を身につけてしまったことが、今でも症状を維持させていると考えられますので、認知行動療法がよい適応になります。そこで、アセスメントを行ってみると、以下のようなパターンが見えてきました。

ターゲットとなる反応は、過食が続いてしまっていることです。状況は、「夕方仕事が終わりに近づくと、食べたい気持ちが強くなってきて、帰り道のコンビニでお菓子を買って食べてしまう」。本人の特性としては、「人からどう思われているかがとても気になり、思ったことを人に言えずに、職場などでもストレスがたまりやすい」。対応としては、「もう絶対に過食しないぞ」と考えて、「食べ過ぎた分を取り返すために夕食を抜いたり、泳ぎに行ったりしている」ということでした。つまり、思ったことが言えずに職場でストレスをためこんでしまい、帰ってから過食になってしまうということのようです。

そこで、次にはどうすればよいかを考えていきます。まず、状況に対する介入としては、「いつもとパターンを変えて、会社を出る前にお茶を飲み、コンビニのない道を通って帰る」といったものでよいのです。会社を出る時には、食べることしか考えられなくなっているとのことですので、まずはお茶を飲んで一服して気分を変えるよう試みるわけです。そして、コンビニがない道を通れば、少なくともその日はお菓子を買い込まなくてすむ可能性が高くなります。このような介入法を行動連鎖への介入といいます。「ある行動の前に特定の行動がある」という関係が連なって、「いつものうまくいかない行動」が起こってしまうという考え方です。ただ、この方法の効果はあまり長持ちしないことも想像できると思います。それでも、こういった方法を使うのは、うまくできたという成功体験を持てるようにするためと、別の方法の効果が出てくるまでの時間をかせぐためです。

次には、うまくいっていない対処に対する対応方法を考えていきます。過食症の場合、第一に変えなくてはならないのは、規則的に食事を摂る習慣を身につけることです。自己嘔吐が認められる場合でも、まずは三度の食事を摂るようにして、次に嘔吐を減らし、過食を我慢するのは最後に回します。これはなぜかと言うと、ある時間以上の空腹状態が続くことが、身体的にとても強力な過食の維持要因になっているからです。これがなかなかうまくできるようにならない場合は、食事や過食のセルフ・モニタリングが役に立つこともあります。

そして最後に、本人の特徴に働きかけていきますが、「思ったことが人に言えない」という面に関しては、「自己主張訓練」が役に立つでしょう。先に説明したような本格的な方法が使いにくい場合は、「ミラーテクニック」という簡易法も用いられます。これは、寝る前に、鏡の中の自分に向かって、その日一日言いたいけれど言えなかった相手を思い浮かべて言ってみる練習（復習）と、翌日のことを予想して、うまく自分の気持ちが言えないかもしれない場面を思い浮かべながら、相手に向かって言ってみる練習（予習）を五回ずつ繰り返すというものです。

それから、もう一点の「人からどう思われているかがとても気になる」という面に関しては、三つの質問が有効です。一つは、「そんなふうに考える理由は何か」、それを自分自身に問いかけてもらいます。意外に根拠などないことが多く、それが分かれば気持ちがかなり和らぎます。二つ目は、「別の考え方はないか」という問いです。そして三番目は、「もし相手からそう思われたとしても、それがどうだっていうんだろう」というように開き直るための質問です。「そうだとしたら、嫌われてしまう」「嫌われたとしたらどうだっていうの」「生きていけなくなる」「それ、ほんと⁇」……。こんなふうにどんどん聞いていくと、この例のように自分でも極端すぎると気づいたり、逆に「まあ、それでも大したことではないか」というところに落ち着くことが多いのです。そこで、自分の中の矛盾に気がつくこともあり得るわけです。

### †乗り物恐怖のCさんの場合

Cさんは、三一歳の主婦の方です。二年前、たまたま電車に乗っている時に、当時幼稚園だった娘の友達のお母さんとうまく付き合えないことを考えているうちに、急にドキドキしてきて息苦しくなってしまい、途中下車してタクシーで帰るといったことがありました。それから電車に乗ると同じように苦しくなることが何度かあったので、できる限り電車には乗らないようにして車を利用していました。そのうち、混んでいるスーパーや、バス、それに動きが取れない人ごみの中などでもドキドキすることに気づき、段々生活範囲が狭まってしまいました。それでも何とか毎日の生活を送ることはできていました。

ところが、娘が電車通学しなければならない小学校に通うことになりました。送り迎えできる家族は自分しかいないため、困って受診してきました。

このケースの診断をする際には、ドキドキしたり息が苦しくなったりする発作が、何も理由なく突然起こったことがないかどうかを、はっきりと確認する必要があります。何も理由がないのに発作が起こる病気を「パニック障害」と言い、その場合は、薬物療法を含めて有効な治療法の種類が異なってくるからです。Cさんの場合は、最初に起こった発作の際には、子どもの友達のお母さんとのことを考えていたということでしたし、その後も具合が悪くなったのは、以前のことを思い出したりして、またおかしくなったらどうしようなどと考えていた時だけだったということですので、パニック障害の診断はつかず、乗り物恐怖・外出恐怖ということになりました。

パニック障害は一種の脳の異常による病気ですが、Cさんの場合は脳の異常というより、過去の体験で「うまくいかない癖」をつけてしまったことが、特定の状況で不安症状が起こるという反応を維持させていると考えられます。こういった場合には認知行動療法が一番よい適応になります。そこでアセスメントを行ってみると、以下のようなパターンが見えてきました。

状況は、「電車に乗ると、以前ドキドキしたり気持ち悪くなったことを思い出して、同じように具合悪くなる」。本人の特徴としては、「物事を一面的に大げさに考える傾向がある。なかなか思ったことを人に言えない」。対応としては、「電車に乗らなければ怖くならないと考えて、なるべく自動車を利用するようにしている。その他の苦手な状況もなるべく避けるようにしている」ということでした。

そこで次には、以前具合が悪くなった状況と今度の状況（娘の送り迎えに乗る電車）との類似点と相違点を明らかにします。全部がまったく同じということはあり得ませんから、以前ドキドキしたり気持ちが悪くなったとしても、今度もそうなるとは限りません。確かに共通点はあるかもしれませんので、それは何かを訊ねます。路線も違っていて、共通するのは「電車に乗っているっていうことだけです」という話になれば、しめたものです。「それ以外全部違うのに、同じことが起こるっていうことは、どれぐらいの確率でありそうですか」と聞いてみます。また、「電車に乗って、気持ち悪くなったことは何回ぐらいありますか」などと聞いてみることもけっこう有効です。そう訊ねると、ほとんどないと言う人もいます。「でも前に、気持ち悪くなったことが怖くて、またきっと起こると思うんです」、「きっと起こると言っても、今まで二〇回に一回ぐらいしか起こっていなかったのでしょう？　また起こる確率はどれぐらいありますか」というふうに考えていければ、これだけでもかなり有効です。

それから、「物事を一面的に大げさに考える傾向がある」という特性に対しては、Bさんと同じように、三つの質問が有効でしょう。一つは、そんなふうに考える理由は何か。二つ目は、別の考え方はないか。そして三番目は、「もし前と同じようにドキドキしたり、気持ち悪くなったとしても、それがどうだっていうんだろう」というように開き直るための質問です。「そうだとしたら、恥ずかしい思いをする」「恥ずかしい思いをしたらどうだっていうの」「頭の中が真っ白になってわけが分からなくなる」「わけが分からなくなったらどうだっていうの」……。そういうふうにどんどん聞いていきます。そうするとそのうち、「まあ、時間がたてばおさまるか」というところに落ち着くかもしれません。

対応については、怖いもの、苦手なものを避けるという「回避行動」に関わります。これは認知行動療法で一番大事なポイントです。第1章でも述べたように、回避行動をすればするほど、不安や恐怖は高まります。ですから回避行動を取らずに、電車に乗る練習をします。そうすると、逆に少しずつ乗れるようになって、やがて苦手意識も不安症状も解消していきます。ただ注意が必要なのは、中途半端に練習をすると、逆効果だということです。電車に乗った途端に怖くなってそこで降りてしまうと、やっぱりだめだと思い込んでしまいます。だから、回避行動がどうしてよくないのかを理解して、克服するという決心と周到な準備が大切です。

効果的な練習のためには、「セルフ・エフィカシー」という概念が役に立ちます。セルフ・エフィカシーは、日本語では「自己効力感」と呼ばれていますが、ひと言で言えば、今からやろうとしていることに対する「自信」です。やらなくちゃいけないとか、やりたいとかという気持ちは別にして、正直にどれくらいできそうかを自分に聞いてみます。その結果、一〇〇点満点で六〇点くらいあれば、思い切ってやってみるとよいのです。逆に四〇点くらいしかなければ、見送った方がよいという目安になります。

このように、三つの側面からくまなくアセスメントを行うことで、どのような要因が問題を持続させているのかを明らかにすることができます。その結果を踏まえて、治療者（あなた自身かもしれません）はただちに、より適切な行動の仕方や考え方を提案できることになるのです。

## †避ければ避けるほど怖くなる

Cさんのケースで示したように、危険や苦手場面を避けるという短期的には理に適った対処法であっても、長い目で見ると、病的な不安を持続させ、しかも増強することになってしまいます。これはなぜなのでしょうか。

人は、あるいやな対象が回避できると安心してしまいます。乗り物恐怖症の人であれば電車を降りるとほっとします。そして、やはり電車は苦手だと自分に念を押してしまうのです。「今、電車から降りたら、ドキドキして気持ち悪かったのが治まった。ああ、よかった。やっぱり電車はだめなんだな」と思うわけです。そこで、安心するパターンができ上がってしまうと、実はもう一度乗ってみればうまくいって、恐怖症を克服できるかもしれないのに、それを体験する機会を失ってしまい、その結果、何年も電車に乗らずにすましてしまう。学習し直すことができなくなってしまうわけです。

同時に、回避行動を長く続けると、日ごろの不安・緊張も高まることが知られています。これは、対処スタイルにも通じることですが、回避的な行動傾向を持っている人は、全般的な不安・緊張が高いという特徴があります。ここで言う回避行動に関しても同じことで、苦手なものを避け続けていると、それと直面する事態が生じたときに、想像しただけで恐怖に襲われるようになります。その結果、不安・緊張が高まる回数が増えると考えるといいかもしれません。

Cさんにもそういう傾向がありました。人前で話すと緊張するからといって話すことを避けていれば、不安が強くなります。話さなければ話さないで日常に支障がないような状況でも、無意識のうちに、いつ話す機会が来るかわからないと、常に緊張してドキドキしていますので、それが嵩じると極度のあがり症が身についてしまい社会不安障害のような病気になることもあります。

そこでどうすればよいかと言えば、回避せずに直面していくことです。

## †振り返ればお化けはいない

暗い家の中に入ったときなど、不意に後ろで物音がすると、何かいるかもしれない、でも怖いから振り向かないということがあると思います。しかし振り向かないでいると、どんどん怖さが増してきます。一度振り向いて何もいないことを確認すれば、あっさり恐怖心は消えてしまいます。回避行動も、それとまったく同じことです。

かりにちょっと失敗してしまっても、やり遂げた達成感のほうが強いこともあります。仕事で企画を提出するときなども、こんな企画を出して否決されたら怖いと思って回避していれば、どんどん出しにくくなります。しかし実は、やってみればたいしたことはない。たとえ否決されたり失敗しても、次にうまくやるための情報を得ているんだ、あるいは練習しているんだと、最初から思えれば、痛手にはなりません。とにかく「やれてよかった。これだけのことがわかってよかった」。そんなふうに思うようにすることが大事です。

認知行動療法をまとめましょう。

まず行動アセスメントのためのセルフ・モニタリング。これは日常生活の中で、自分がちょっと困ったなと思うことを記録する方法です。セルフ・モニタリングで集めた情報を基にして行動アセスメントを行うことで、認知行動療法は始まります。認知行動療法などというと、複雑な技法がいろいろあって難しいのではないかと思われますが、一番大事なのは行動アセスメントです。そして行動アセスメントの結果に基づいて自分が何か行動を起こせば、それは既に認知行動療法を行っていると言えるのです。

ただ、さらに効率よく認知行動療法を進めるために気をつけておくとよいポイントがありますので、ここで五つ挙げておきましょう（表1）。

表1　認知行動療法の五原則
（鈴木伸一・坂野雄二）

| |
|---|
| 1．エクスポージャ |
| 2．ステップバイステップ |
| 3．拮抗反応の利用 |
| 4．強化 |
| 5．自己理解 |

## †マイナスの学習をリセットする

最初のポイントは、今説明したことをテクニカルタームにしただけですが、「エクスポージャ」と言われる原則です。これはCさんにも用いた回避行動に対するカウンターパンチで、不安障害の特効薬と言える方法です。この点は、本章の題名（避けず編）にもしていますし、何度説明してもよいくらい重要な点なので、もう少しコメントしてみます。

通常不安というのは、だいたい一五分から二〇分くらい持続するとピークを過ぎて、下がり始めます。けっこう時間はかかりますが、一時間や一時間半ぐらいかければ、自然に不安はゼロになるものです。本来不安は、そういった時間の経過をたどります。ところが、例えば乗り物恐怖なら途中で電車を降りるというような不適切な安全確保行動を行った場合、不安は急激にすとんと落ちます。その時は「ああ、よかった。電車を降りたから平気になった」と思いますが、しかし、その後でも不安はなかなかゼロに戻りません。中途半端な安心感が不安や恐怖を維持させてしまうのです（図2）。

乗り物恐怖や外出恐怖の患者さんに対してエクスポージャをするときには、不安にはピークがあって、その山を越えたら下がる、という体験を何回か繰り返してもらいます。す

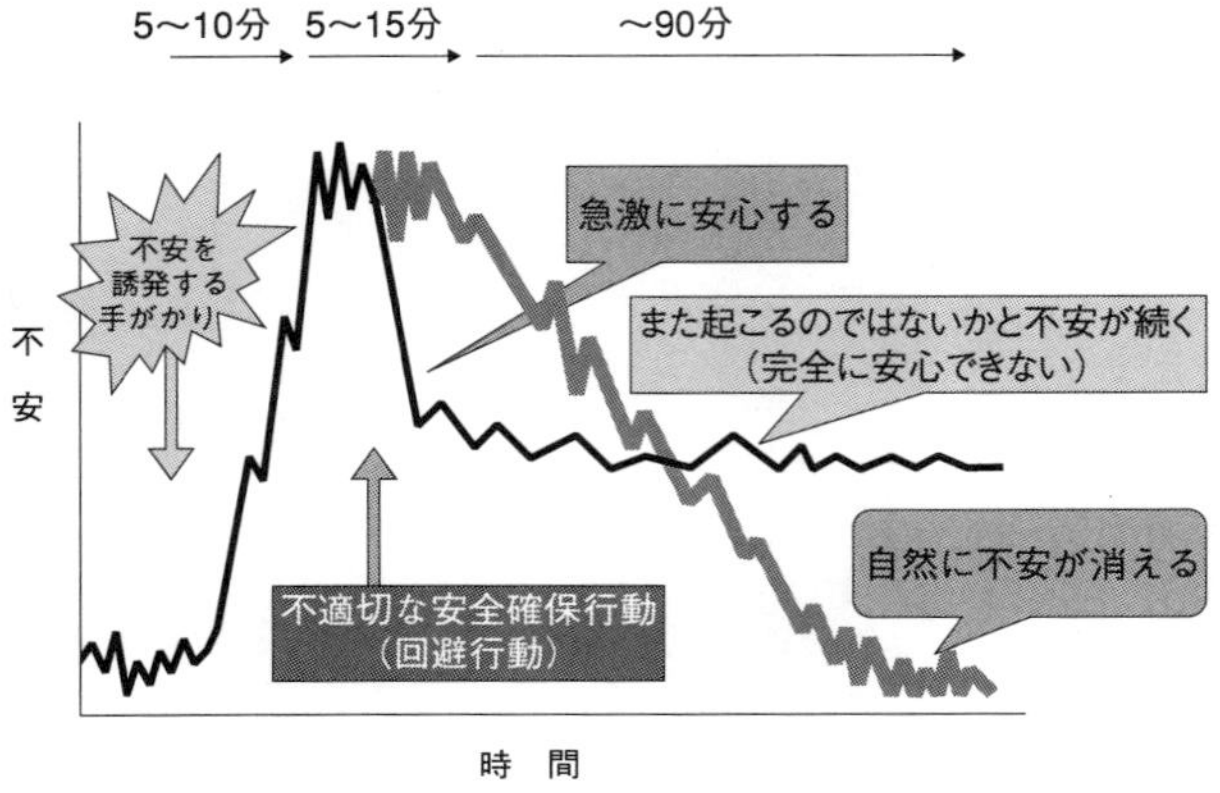


図2　時間経過による不安の変化（坂野雄二）

ると、すごくよくなります。不安の山を越える体験をしましょう、ということです。さらに、不安を点数化してもらうこともあります。「あなたがその時どれぐらい不安かを五分に一回記録してきてください」と課題を出します。「これまでに体験した最高に強い不安」を一〇点、「不安がない」を〇点として、五分おきに記録してもらいます。その結果、実際に図2の太線のようなグラフが何回か書けると、すごくよくなります。

不安障害の患者さんの多くは、不安が強くなってくると、どんどん際限なく不安になって突き抜けて行ってしまうイメージを持っています。それでパニックになり、すごく恥ずかしい思いをしたり周りの人に迷惑かけたりすることになると思い込んでいることが多いのです。しかし実際にはそうはならず、ピークを打って下がっていくことが体験できると、大きな安心感が得られるのです。

これは、制御の考え方でいうと、フィード・フォワードに関係する部分です。われわれの頭の中には予想に基づく地図や経過図ができあがっており、通常はそれにしたがって行動しています。乗り物恐怖の患者さんの頭の中では、「どんどん不安になって突き抜けるぞ」という経過図になっていて、フィード・フォワード制御が壊れていると言えるでしょう。でも、グラフを何回か書いてフィードバックをかけ、こうなるよ、こうなるよと示せば、それが新たなフィード・フォワードの図式として頭の中にできてくるわけです。そうすると、過剰な不安を持たないで取り組めるようになる。そういうふうに言うこともできます。

エクスポージャをする際の注意点としては、「呑み込まれない」ことがとても重要です。同じように電車に乗る練習をしていても、すごくよくなる場合となかなかよくならない場合があります。「怖い、怖い、怖い、怖い」で、一〇〇パーセント頭が真っ白になってしまえば、恐怖に呑み込まれて恐怖と同一化していることになります。こうなるとよくなりません。「先生に言われたから、もう、かじりついて、頑張って、がたがた震えながらやってみましたけど、全然よくなりません」という患者さんがいますが、それは呑み込まれてしまった例です。

もう一方で、「心を閉じない」ことも同じく重要です。例えば、電車の中で一生懸命漫画を読んだりメールを打って気をそらしていたのでは、心を閉じていることになります。本当に怖いという体験をしなくてはいけません。心を閉じない、同一化しないためには、先ほどの感情を定期的に点数化して記録するほかに、身体の感覚や五感の内容に注意を向けることも効果的です。呼吸に伴う身体の動き、呼吸に伴って体が膨らむ様子に気持ちを向けてもいいですし、立っているなら足の裏の感覚に気持ちを向ける。電車に乗っているなら、目に見える風景とか、聞こえてくる音とか、風がそよぐ感じなどに注意を向ける。つまり、現実の中にある、そのときそのときの感覚に注意を向けて、呑み込まれないように、心を閉じないようにします。そして、不安には始まりがあってピークがあり、いずれは消えていくということが分かれば、強い不安も手放していくことができるのです。

エクスポージャでなぜ治療がうまくいくのかというと、行動とのつながりで言えば、気持ちの問題よりも脳と身体の問題なのです。心理学の実験で有名な「パブロフの犬」というものがあります。犬に音を聞かせてから餌を与える、ということを繰り返すと、音を聞かせただけで餌を与えなくても唾液が出るようになります。これは古典的条件づけと呼ばれていますが、一般には条件反射として知られています。これは先に説明した行動の連鎖で言えば、「刺激や状況」と「反応」との関連です。音を聞かせれば唾液が出るという反応が形成されるわけです。ところが、そこで、音を聞かせても餌を与えないということを何回か繰り返していくと、そのうち音を聞いても唾液が出なくなります。刺激だけがあって反応が起こらない状態を何度か体験すると、学習は消去されるのです。エクスポージャは、それを応用しています。つまり、電車に乗って具合が悪くなったということが何回か繰り返されると、電車→具合が悪いという条件づけがなされます。

そこで、比較的自信がある時に乗ってみる、あるいは、避けていることが問題を大きくしているのだから、少しずつ練習していこうというように気持ちを切り替えて試してみます。「電車に乗る→大丈夫」「電車に乗る→大丈夫」。これを何回か繰り返すと、電車に乗っても何も起こらないということが普通になります。これがエクスポージャの原理です。

刺激は同じでも反応が起こらないことを何回か体験して確認できれば、病的な学習は消えていくはずです。これは、実は消えていくのではなくて、何も起こらないという新たな学習が上書きされていくという事実が、詳細な動物実験で明らかにされています。こうした上書きの機会を自ら失っているのが、回避を続けている状況になるわけです。

## †ここでも脳が変わる

赤坂クリニックと国立精神神経センター放射線部との共同研究として、パニック障害の患者さんに対して、薬を使わずにエクスポージャを中心にした認知行動療法だけで治療をして、その結果脳内の糖代謝がどのように変化するかを検討しました。

ここで一つ大事なのは、パニック障害は脳の働きがバランスを崩して起こる脳の病気と考えられていて、当然薬が効く病気なのですが、そういう病気であっても、行動パターン、思考パターンを系統的に変える練習をすることで、社会復帰できるまでに改善することが可能だということです。この研究でも、参加者のほとんどが社会復帰できました。

図3は、その治療前後の脳の変化を示したものです。パニック障害では、病的に活動が高まっている脳部位があります。その一部では、治療を受けることで病的な活動が低下しますが、ここで示しているのは治療後に代謝が増えている場所です。これは、治療前には異常が認められなかった場所ですが、治療後に治療前と比較して、前頭前野の背内側部と言われる非常に限局した場所で、糖代謝で見た細胞の活動が高まっているという結果が得

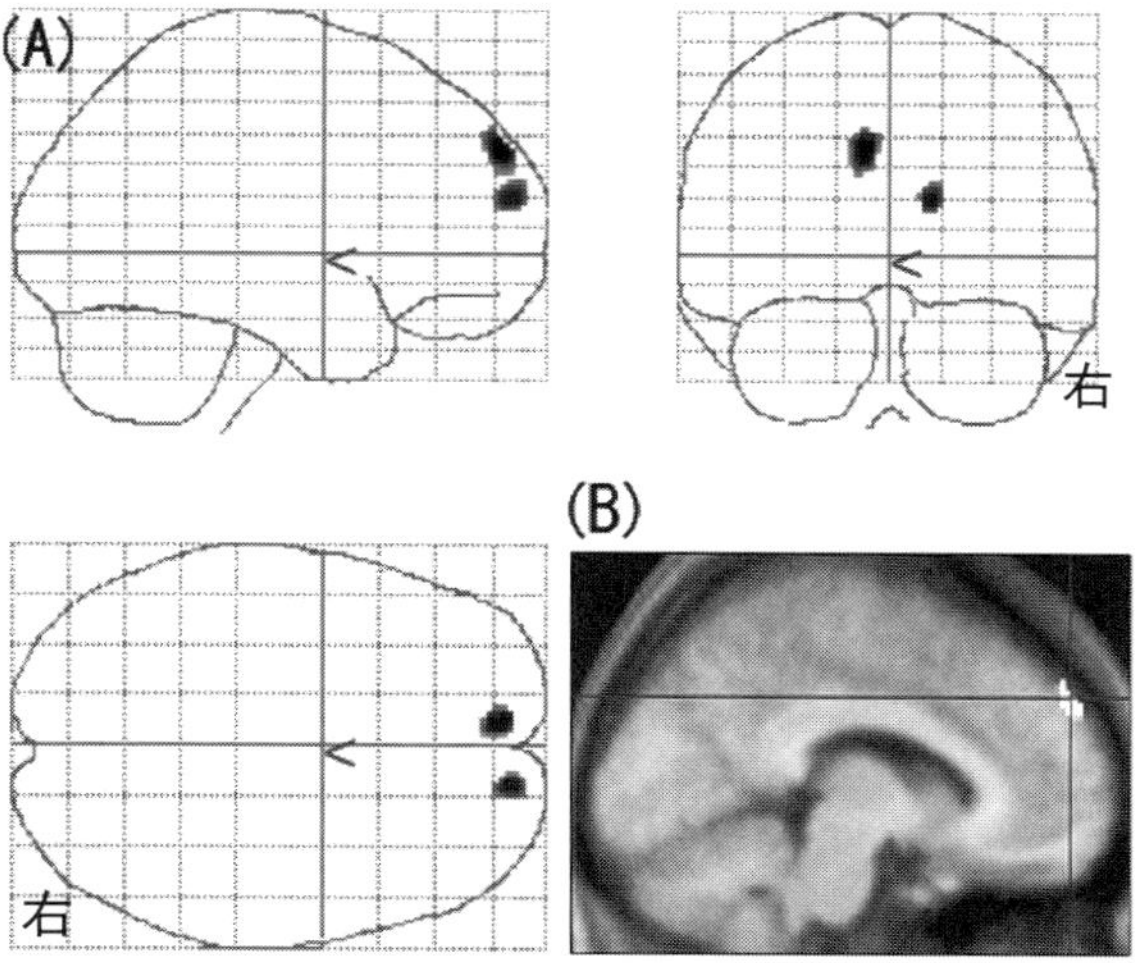


図3　パニック障害の認知行動療法による糖代謝の増加部位（境洋二郎ほか、2006）

られました。

他の場所では変化がないにもかかわらず、これだけ限局した場所で糖代謝が高まったという結果は、非常に印象的でした。第3章で、前頭前野背内側部は瞑想の脳画像研究で変化の見られた「自分の心の動きを観察する働きに関係している部位」として紹介しましたし、アンチエイジング効果に関わってマインドフルネス瞑想で皮質の容積が変わったとして紹介した部位とも共通しています。この部位が、結局のところどういう働きを担っているかについては第5章で説明したいと思います。

この研究では、基本的に脳の病気と考えられているパニック障害を対象にして、行動パターン、思考パターンが変わると脳にも変化が起きることを示せたことが、非常に興味深いところだと思います。リラクセーションは脳に働きかける方法なので、当然脳に変化が起こるのですが、直接脳に働きかけるのではなく、行動を変える方法でも脳が変化するという結果が得られたわけです。これは、脳と行動、あるいはエクスポージャという技法と脳にも深い関わりがあることの証左と言えるでしょう。

### †ゆっくり少しずつ

次に重要なポイントは、ステップバイステップで、少しずつ進めていくというものです。セルフ・エフィカシーにも通じますが、「できる」という自信をつけることが眼目ですので、その時の状態に応じて、ゆっくりと失敗しないようにすることが大事です。一足飛びに行動を変えた結果失敗すれば、一層怖くなります。

これは、治療者が患者さんと一緒に治療するときにも、特に大切な原則です。認知行動療法の場合、患者さんに対して「次回までに、電車一区間乗ってきてくださいね」「上司に怒られてむしゃくしゃしているときに、その気持ちを記録してくださいね」といった宿題を出すことが多いのですが、往々にして、宿題をやってこない患者さんがいます。その場合治療者は、「この人はやる気がないのかな」と考えがちです。ただそれでは治療がそこで終わってしまいますので、「あ、これは課題が難しすぎたんだ」と考えてみるわけです。ステップが大きすぎたから、もっとスモールステップにしなくちゃいけない。認知行動療法の治療者に必要とされる資質の一つは、どこまで課題を細かく嚙み砕くことができるかということです。

そこで、宿題の内容について患者さんと一緒に考えます。「今回の課題は難しすぎたようですね。申し訳なかったですね」と率直に話して、「どこまでだったらできそうですか?」と一緒に考えていくわけです。患者さんも、治療者からそんなふうに言われると、「うーん、そうですね。じゃあ、これぐらいだったらできるかな」と自分から提案するようになります。自分で言えば、やらないわけにはいきませんので、次までにできる可能性も高まるわけです。そういう意味でスモールステップは、治療者が治療を進めていく上でも、患者さんが自分で目標を設定していく上でも非常に大事な原則なのです。

## †対立する反応で中和する

次に挙げられるのが「拮抗反応の利用」で、不安や緊張を扱うときに特に強調されるものです。拮抗反応とはどういうことかというと、不安や緊張と相容れない身体の状態があって、そういう状態を作り出せば不安や緊張が起きにくいだろうという発想です。最も代表的なのが第3章で説明したリラクセーションです。それから、運動、食事、自己主張、セックスなども緊張状態と相容れないものですが、同時に緊張が、これらの行動に関係する様々な病気の維持要因になるという点も重要です。

例えば、緊張していると運動がうまくできません。逆に言えば、運動しているときは緊張しないわけです。先に緊張をほぐす手軽な方法として手のグーパー運動をご紹介しましたが、これは、拮抗反応としての運動を利用した方法でもあったわけです。

食事と不安・緊張が関係しているというのは、摂食障害が分かりやすいと思います。例えば過食症の人は、Bさんの例で示したように、日ごろ緊張してストレスがたまっています。がーっと食べることで、それを一時的に解消して、ほっとする。そういう体験をすると、その行動がやめられなくなってしまうのです。過食症の治療には、不安・緊張の原因を明らかにして、それを解消していくことが含まれています。

日常的にも、食事をしながら商談をすることなどがありますが、この原理を利用しているのではないでしょうか。食事をすることで不安・緊張を和らげ、本音を出やすくしているのかもしれません。

自己主張も不安・緊張の拮抗反応です。多くの人が経験していると思いますが、緊張していると自分の思ったことが言えません。ところが、自分の思ったことを言う練習をしていくと、日ごろの緊張のレベルが下がってきます。過食症のBさんの例では、この原理を活用したわけです。

セックスも不安・緊張と深く関係しています。不安や緊張があると、通常セックスはできません。インポテンツや不感症という病態の背後には、不安・緊張があるわけです。不安・緊張を和らげれば、セックスがうまくできるようになることがありますし、配偶者の協力が得られるなら、少しずつ段階的にセックスができるようにしていけば、不安や緊張が下がるということが起こります。

また別の考え方を探すことも拮抗反応としての働きを持ちます。一つの考え方をしているときに別の考え方を同時に取ることはできません。最初の考え方が極端で適応的でないのであれば、別の考え方を立てれば、それがもとの考え方を抑えてくれることになるわけです。ある不適応な考えが湧いてきたときに別の考え方を探すという習慣を身につければ、これが拮抗反応として働く可能性があるのです。

### †自分を理解する

次は強化というポイントです。前述した子どものお使いの例で言えば、お母さんが褒めてあげるということがそれに当たります。あるいは、自分で自分を褒めてあげることも含まれます。うまくいったときには、うまくいったことを分からせてあげるということです。褒められて嫌な思いをする人は不思議なほどいません。叱られた場合は萎縮してしまう危険がありますが、褒められれば逆に自信がついて積極性が出てくることが多いのです。

五番目のポイントである自己理解に有効なのは、図1（132ページ）のような記録用紙を使って自分の考えていることを記録していく方法です。そして、拮抗反応のところで説明したように別の考え方を探していくことも行いますが、これは、単純にある考え方を別の考え方に置き換えることとは異なります。「そういった考え方もできるけど、こういう考え方もあるんじゃないの？」と、考え方の幅を広げることが大事です。認知療法の本には

「ポジティブ・シンキングとは違う」と明記されています。つまり、ネガティブな考え方を捨ててポジティブなものだけを持っていればいいということではなく、考え方として両方あって、その時の状況に応じて自分で選べることが大事なのです。そのため、特に意識して考え方を切り替えなくとも、自分の考えを書きとめ、それを続けていくだけで、驚くほど自己理解が進んでいくことがあるのでしょう。

カウンセリング分野のU・T・ジェンドリンが、心理療法の効果が表れる共通項は何かを研究していますが、そのうちの一つが自己理解でした。自分を外側から見て、何らかの形で客観的に理解できたという体験が、心理療法の効果を上げる大きな理由になっているという結論を出しています。

それは認知行動療法でも同じで、特に「認知」という概念が入ってきて、自己理解の面が非常に強調されるようになりました。もともと行動療法は、認知的なもの、あるいは心理的なものは扱わないことが原則でしたが、認知も思考パターンとして測定できることから、行動と同等に扱われるようになりました。すると次の流れとしては、認知を扱うからには、自分の行動をコントロールしている主体も射程に入れようという方向ができました。主体はすなわち自己ですが、どういった自己イメージを持てばうまく適応していけるかという問題や、あるいは、セルフ・コントロールという観点が非常に重要視されるようになってきたのです。セルフ・コントロールの前提には自己理解があるというのが、認知行動療法の立場です。

### †辛い記憶に向き合う

通常のエクスポージャ法が、不安や恐怖を引き起こす外的刺激に直面していこうとする方法であるのに対して、自分の中で不快な感情を引き起こす「記憶」に対してエクスポージャしていく「眼球運動による脱感作と再処理法（EMDR）」という方法があります。本章の最後に、トラウマ記憶の治療法として非常に効果の高いこの方法を紹介しましょう。

これは、何か怖い体験をしてそれがトラウマになって残っている場合、例えば交通事故に遭ったことが忘れられないようなとき、交通事故にあった場面を本人に思い浮かべてもらい、目を左右に動かすことを繰り返す方法です。

ある横断歩道で交通事故を起こし、すごく恐ろしい思いをした。そうすると、そのことが繰り返し思い出され、思い出したくもないのにふとした瞬間にワッとよみがえって、そこに連れ戻されたような気持ちになったり、繰り返しその場面が夢に出てきたりします。

そして、その場所に近寄れなくなって、見ることも話すこともできないという状態になります。さらには、覚醒状態が高まってしまって眠れない、いつもびくびくして、物音にも過敏に反応してしまうような状態が起こります。それがPTSD（心的外傷後ストレス障害）です。

この病気では、その時の体験の刺激があまりにも強いために、時間がそこで止まってしまったような状態になっています。ふだんわれわれの記憶というのは、体験したときからダイナミックに変わっていきます。特に自分にとって不都合なことはどんどん忘れていきます。一晩寝ると気分が変わるという事実はこの過程を示しており、心の健康にとって適応的な変化と言えるのです。そして、その際、夢も記憶の変容と関わっているという有力な説があります。

ところがPTSDになると、記憶の正常な変容過程がストップしてしまいます。あまりにも刺激が強いために、脳が処理できなくなっているのでしょう。夢で処理しようとしても同じところで失敗してしまうようです。だから、毎晩同じ怖い夢を見て、同じところで目を醒まし、絶望的な気分になってしまう。脳の中の記憶の変容が進まなくなっているわけですから、実際時間がそこで止まっているのと同じで、将来のことも思い描くことができない。未来が縮小してしまったような感覚で落ち込みが強く、不安も強いという状態になります。

ＥＭＤＲは、その場面を思い浮かべながら目を動かしてもらうのですが、そうすると、最初にそれまで一度も思い出したことがなかったディテールが思い出されてきます。そしてさらにその場面の続きが展開していくのです。その変わり方はと言えば、まさに映画を見ているような感じです。

事故の場面であれば、いつも思い出していたはずなのに、事故に遭ってから一度も思い出したこともなかったようなディテールが短い時間の間にどんどん出てくる。例えば車にぶつかったとすると、車にぶつかる瞬間までのことがスローモーションのように思い出されます。それに伴って、一時的には不安や緊張が高まりますが、それでも目を動かしていくと不安などの数値が下がって、思い出しても特に何も感じないようになっていきます。

本来夢を見ることによって記憶を変容させているものが、刺激が強すぎるために夢では処理しきれなくなっているので、その働きを起きているときに行っているのだと考えると分かりやすいでしょう。

夢を見ているときはレム睡眠といって目が動いています。それが、夢が記憶を変容させていることとつながっている可能性が指摘されています。具体的には、夢を見ているときには脳幹部からPGO波というパルス波が出ます。PGO波は、九〇分周期で出る時間と出ない時間が半分ぐらいずつあり、それが出ている時間に夢を見ているとされています。PGO波を出す部位のすぐ近くには眼球運動の中枢がありますので、PGO波が眼球運動の中枢を刺激するのと同じタイミングで脳全体を刺激することになります。

夢についてはいろいろな研究があって、寝ている間目が左右に動いている人を起こしてみたらテニスの試合を見ていたとか、夢の中で見ていることと目の動きがある程度一致しているということが従来から知られていました。そのため、レム睡眠における目の動きは、夢の中の場面を目で見ていることで起こるという説がありました。しかし今では、目を動かす中枢と同時に脳全体も刺激されるので、同じように動くのではないかと考えられています。つまりPGO波が脳全体を刺激することによって、記憶の再構成が可能になるのだろうと考えられています。

EMDRでは、問題になっているトラウマを思い浮かべて目を動かすことによって、目を動かす中枢が刺激されます。そこから翻って、脳全体にパルス波が出て行くとする仮説があり、実際それを裏付けるデータも一部得られているようです。実際に夢を見ているときと同じようにトラウマを意識に上らせたうえで脳全体を刺激し、夢がふだん行っている記憶の変容を覚醒した状態で行うのがこの治療法だというわけです。

ただそれと同時に、夢とは関係なく、ＰＴＳＤは、怖い場面を思い出さないようにして回避しているために記憶が変わらないのだという考え方もあります。ＥＭＤＲでは繰り返しトラウマの場面を思い浮かべ、しかも目を左右に動かすことで非常に深いリラクセーション反応が起こって不安・緊張に拮抗し、そこで短い時間ながら効果的なエクスポージャができて改善されるという考え方です。

夢の過程を模倣しているかどうかはともあれ、トラウマという頭の中の記憶の問題であっても、避けている限り解決しません。避けずに効率よくエクスポージャすれば解消することが可能になると考えられるでしょう。

# 第5章

# 妄想せず編

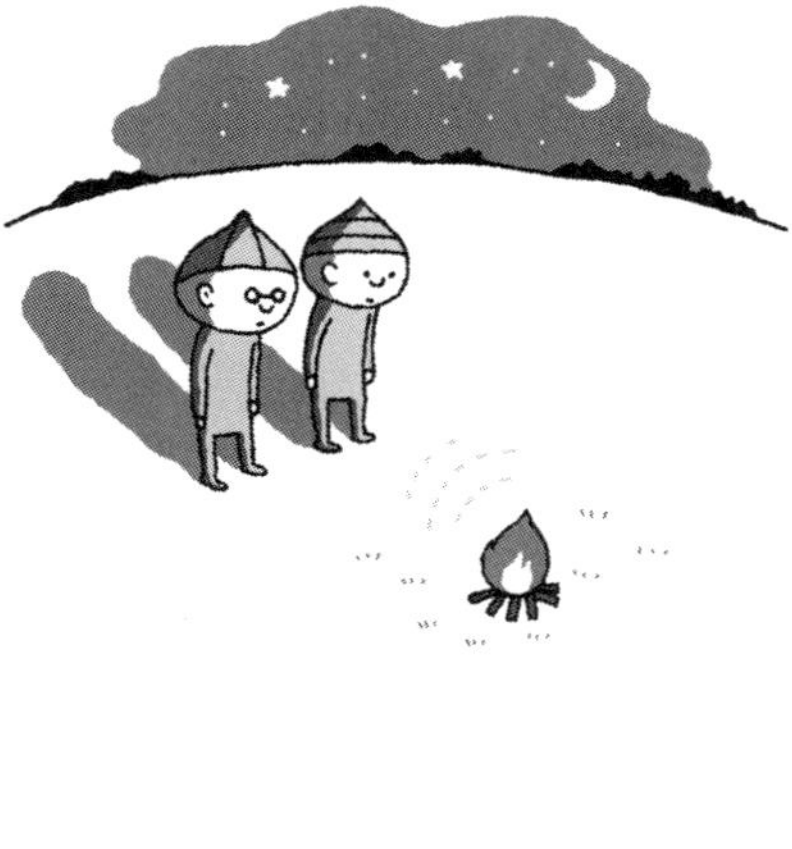

## †マインドフルネスは自分の観察法

マインドフルネス（ヴィパッサナー、観瞑想とも呼ばれる）とは、今の瞬間の現実に常に気づきを向け、その現実をあるがままに知覚して、それに対する思考や感情には捉われないでいる存在の有様を意味する言葉です。そのルーツは二五〇〇年前のブッダの教え（初期仏教）の中にあります。

われわれが対象を知覚する際には、通常ほぼ自動的に解釈したり評価する思考が起こります。そして同時に、好き嫌いなどの感情も加わった上で認識が成立しているわけです。しかし、その解釈、評価、感情のほとんどが個人的（集団的、文化的、本能的）なバイアスに由来しているため、現実をありのままに知覚することは非常に困難になっています。思考や感情は現実そのものではなく、心の中の出来事にすぎません。そういったものが自分と対象との間に瞬間的に割り込んでくるために、対象をあるがままに体験できなくなり、そのことが限りない誤解や苦しみを生む原因になっていると考えるのです。

余分なものを介在させずに対象そのものを体験することの重要性は、禅においても強調されており、それは「打成一片《だじょういっぺん》」という言葉で表現されています。

アメリカで瞑想の指導に当たるラリー・ローゼンバーグは、対象のあるがままの体験を李白の詩を引用して次のように表現しています。

鳥は鳴き、空に消えていく。
そしていま最後の雲が流れ去る。
共に坐るわれら、山と私。
山だけが残るまで。
（井上ウィマラ訳）

獨坐敬亭山《ひとりけいていざんにざす》　李白

衆鳥高飛盡　衆鳥《しゅうちょう》高く飛び尽《つ》くし
孤雲獨去閑　孤《こ》雲《うん》独り去って閑《かん》なり
相看兩不厭　相看《あいみ》て両《ふた》つながら厭《いと》わざるは
只有敬亭山　ただ敬亭山有るのみ

夕暮れ時、座って山を見ている。日は既に落ちて、鳥が鳴いて空に消えていった。最後の雲が流れ去って、それでもずっと山を見ていると、最後には自分もいなくなって山だけが残っている。そういう体験を語っています。これは、対象のあるがままの体験を伝えている情景だと思います。この、「山だけは残る」というところ、恐らくこの山は、圧倒的な存在感でそこに立ち現われているのでしょう。それまではただぼんやりしたものだったのが、山だけが残ってくっきりとそこにある。そういう不思議だけれどどこかで知っているような情景が感じられるのではないでしょうか。

## †今の瞬間には雑念はない

それでは、マインドフルネスはどのようにして実現するのでしょうか。

それには、常に今の瞬間を意識するように練習を繰り返すことが必要ですが、ここで、なぜ「今の瞬間」なのかということに関して説明が必要でしょう。これは、第3章でリラクセーションの「精神面への効果」として説明しましたが、余分な思考や感情が、過去か未来からしかやって来ないという事実と関係しています。色々と考えるのは、過去の体験を思い出してあれこれ思い悩んだりするか、未来に対する心配や期待をしているかのどちらかであって、今の瞬間にはそもそも思考の題材がないのです。

そこで今の瞬間の現実に常に意識を向けるようにし、それでも余分な思考や感情が生まれてきたら、それを自覚しつつまた今の瞬間に意識を戻すようにするという繰り返し作業を行うことが必要になります。

そして、今の瞬間を思い出させ、そこに戻るための方略として呼吸を使う方法も、ブッダ以来伝統的に用いられてきた方法です。「力まず編」で説明した呼吸を数える練習も、ここで述べたような自覚をして行えば、立派なマインドフルネス瞑想になります。

### †実況中継してみよう

日常生活の中でマインドフルネスを軸にして、「今の瞬間」に意識を集中する方法として、テーラワーダ仏教のA・スマナサーラは、実況中継していくという方法を紹介しています。そのための三つの原則は、スローモーション、実況生中継、そして感覚の変化を感じ取るということです。

スローモーションでは、からだを普通のスピードで動かすのではなく、できるだけゆっくりとした動きにします。歩く、立つ、座るといった動作から行いますが、日常のすべての動作（例えば、お茶を飲んだり、シャワーを浴びたり、掃除をしたり）を対象にすることが可能です。

実況生中継は、今行っていることを頭の中で簡単な言葉で確認することです。言葉によるラベリングを隙間なく切れ目なく行って、今の瞬間にとどまるようにするのです。これを実行すると、雑念が消え、集中力が生まれてきます。

感覚の変化を感じ取るとは、手を上げたり、歩いたり、座ったりするたびに身体の感覚が変わり、そのとき浮かんでくるイメージや考えも次々に変わっていきます。その変化を感じ取り、何も解釈をせず、そこで止めるようにするということです。

ここでの方法論上特に大事なのが、「感覚の変化を感じ取り、何も解釈をせずに、そこで止めるようにする」という点です。今の瞬間の現実に常に気づきを向け、対象と自分の間に余分な思考や感情を差し挟まずに、その対象をあるがままに知覚するというのが、マインドフルネスですから、感覚を感じた時点で止めることができれば、一番正確な認識が可能になるわけです。

気持ちの落ち込みや不安に対しても、この方法はとても有効です。つい大変なことばかり考えてしまって打ちのめされてしまう。「仕事がすごく忙しくて、これを乗り切れるだろうか。どんどん能率も落ちて、今日も夜遅くまで会社にいたけれども仕事が捗らなくて、できないからますます遅くまで残っていなくちゃいけない。こんな仕事、これから先続けていけるのかしら」と、考えれば考えるほど気持ちが沈んできてしまいます。「考えるのをやめなさい」と言われても、やめようと思えば思うほどやめられない。

そんなときに、自分の動作を、一つ一つ頭の中で言葉にしてみます。朝出勤するときに、いろいろ頭に浮かんできて気持ちがすごく重くなってしまうなら、朝の身支度をするときに、一つ一つ言葉にしながらやってみるのです。「今、右手を伸ばしました。歯ブラシを取りました。歯ブラシにペーストを付けました。口に入れました。右上、右下、左上、左下、右上、右下、水をくみました。水を口に含みました。ゴロゴロ、ペッ。ゴロゴロ、ペッ」。全部言葉にしてやってみましょう。仕事に行く途中でも、またいろいろ考えてしまうなら、歩きながら、右足、左足、右足、左足……と意識して、足の裏が地面に着く感覚の変化を感じ取ります。すると余計なことを考えなくてすみます。

先日受診した患者さんにもお伝えしましたが、「あっ、それやってみます」と喜んで帰られました。継続してやるかどうかは、またその人の意志次第ですが、一度実行してみると、少なくとも一時的な効果を上げることはできます。当然継続することで長期効果が生まれてくるのですが、今が辛いという人にとっては短期効果の方が意味は大きい場合もあるでしょう。

### †認知行動療法の第三の波

マインドフルネスは、今、認知行動療法の「第三の波」としてフィーチャーされています。第一の波は、行動主義（behaviorism）という言葉で表現されたムーブメントでした。これは、それまでの精神分析などに比べて、客観的な行動を扱い、外から測定できるものだけを治療の対象にしていこうという考え方が非常に新しかったわけです。しかし行動だけでは人間を対象として扱う上で幅が狭くなってしまうために、セルフ・コントロールや自己理解なども含めた認知を加えて、第二の波が生まれました。そしてさらに第三の波として、マインドフルネスが使われるようになってきています。

二五〇〇年も前の初期仏教の瞑想法と現代の認知行動療法は、どこでつながっているのでしょうか。一言で言えば、認知行動療法における一大テーマである「自己概念」の問題に正面から取り組んでいるという点で、マインドフルネスが認知行動療法の発展に寄与できる部分があるということになるでしょう。

アメリカでマインドフルネスが取り入れられるようになったのは、MBSR（Mindfulness-Based Stress Reduction：マインドフルネス・ストレス低減プログラム）が最初で、今から二〇年ほど前のことです。MBSRに関しては、P・グロスマンらが二〇〇四年に、六四の研究から一定の基準を満たした二〇の治療研究（痛み、ガン、心疾患、うつ病、不安障害、ストレスに悩む健常者などが対象）を選び出した上でメタ解析（複数の研究をまとめて治療効果の大きさを統計的に示す方法）を行い、身体面、心理面ともに十分な効果が認められることを報告しています。

われわれのグループでも、ガン患者さんを対象にした研究だけを拾ったところ、一〇件の治療研究を見出すことができ、それらを対象にメタ解析を行いました。全体としてはガン自体が改善したというより、患者さんのQOL（Quality of Life：生活の質）の向上に寄与しているという結果でした。それでも、前立腺ガンを対象にしたある報告では、コントロール群と比較して腫瘍マーカーの数値などで表されるガン細胞の増加スピードが、かなり落ちているという結果も示されていました。

それから、認知療法をマインドフルネスの考え方に基づいて行おうとする、MBCT（Mindfulness-Based Cognitive Therapy：マインドフルネス・認知療法）と呼ばれる方法があって、うつ病の再発防止に非常に効果があるということがコントロール研究によって示されています。ここでは、マインドフルネスの「思考や感情は現実や自分そのものではなく心の中の出来事にすぎない」ということを非常に強調しています。どんな気持ちが湧き上がってきても、どんな思いが浮かんできても、それは一過性に心の中に生まれてくるメンタルイベントにすぎないのだと、そういうふうに考えてうまく距離を取っていくということです。

そこでは、誰もが持っている「自己イメージ」さえも、メンタルイベントとみなされることになります。つまり、様々な思考や感情はもとより、自分で持っている自己イメージ（うつ病の場合には特にネガティブに偏っていることが多い）に対しても、それに巻き込まれないように距離を取っていくことができれば、抑うつもそれほどひどくならずに、自分でコントロールできるようになるとされています。

それから、DBT（Dialectical Behavior Therapy：弁証法的行動療法）が、境界性パーソナリティ障害の患者さんたちに適用されています。これは、怒りが浮かんできたら、用意しておいたお手玉のようなものを握りしめて、掌《てのひら》の感覚を味わうようにする、そういったところにマインドフルネスの技法が取り入れられています。カッときたら、ぐっと握りしめてこの感覚をずっと味わう。先に説明した「感覚の変化を感じ取り、そこで止めるようにする」という方法を繰り返し訓練していくわけです。たとえ怒りが湧き上がってきても、その中に巻き込まれない、あるいは怒りを排除してしまわないで、そこに起こっていることを客観的に見ていくために、握る感覚を利用しているわけです。

次に、ACT（Acceptance and Commitment Therapy：アクセプタンス&コミットメント・セラピー）と呼ばれる治療法です。これは個人療法で、マインドフルネスの原則をうまく使っていると思います。

実はACTもエクスポージャと同様のことを言っているのです。第4章で述べたように、通常のエクスポージャは不安や恐怖を喚起する外的刺激に対して直面していきます。EMDRなら、心的外傷となっている記憶に直面します。それに対してACTの認知的ディフュージョンという方法は、自分の思考過程に対してエクスポージャしていくのです。

これを理解するには、まず、認知的フュージョンという概念の理解が必要です。認知的フュージョンとは、ある概念に対する反応が、それを表す言葉の内容そのものに限定されている状態のことです。例えば「嫌なこと」を思い浮かべた場合に、自動的に嫌悪のみで反応します。「嫌なこと」といってもいろいろな側面があるはずなのに、「これは嫌いだ」

と思ったら、嫌悪感一辺倒になってしまう反応のことです。

「認知的ディフュージョン」はそれとは反対の概念で、言葉そのものの内容から拡大するような反応を意味しています。つまり、「嫌なやつ」とか「嫌いなやつ」という言葉に対して、「ああいうところは嫌だけど、結構いいところもあるな」とか、「自分がもっと冷静に考えてみてもいいんじゃないか」と、反応のレパートリーが増えるようにすることです。実は、嫌なやつを嫌なやつに仕立て上げているのは自分自身なのです。それをやめて、客観的な現実に即した状態に戻せばよいのです。嫌なやつは、確かにある状況では嫌なやつですが、それは限定された時と場所と状況において嫌なやつであるだけで、常に自分を脅かしている存在であるわけではない。そのように考えていくのです。

そのためには、心理的に嫌だと思うものに対して、心を開いて受容的な姿勢を作り出すことが必要であるとされます。これは、第4章で説明した「心を閉じない」という態度に共通するものだと言えるでしょう。しかし「嫌なこと」が浮かんでくると、どうしても逆の反応をしがちです。「また嫌なこと考えちゃった。ああ、もうやめよう」とか、「今嫌なことが浮かんできたけど、これは考えなかったことにしよう」など、負の考えを必要以上に忌み嫌って回避しようとしていることが多いのです。しかしそれでは逆に、心が「嫌なこと」に縛りつけられてしまいかねません。そうならないためには、嫌なことやマイナスの考え方が浮かんできても、それには取り合わずにそのままにしておくのです。そうすると、やがては「嫌なこと」がそんなに嫌なことではなくなっていきます。

そのためには、マインドフルネスになって、今怒りの感情が浮かんでいるなら、怒り以上のことは考えない。そうすると、思考過程に対してもエクスポージャが実現して、嫌悪感を伴う考えが減っていきます。これがACTの治療目標です。エクスポージャの対象が、認知行動療法やEMDRと、外的刺激—記憶—思考過程というふうにつながっているという意味で面白い方法だと思います。

## †思考の素性と自己の正体

マインドフルネスでは、感覚のレベルで止まるようにして、余分な思考が働かないようにしていきますが、そもそも思考とは、放っておくと勝手にどんどんと暴走してしまい、色々な問題を引き起こしてしまう心の働きであると理解したほうがよいかもしれません。思考は、複雑な現実の一場面を切り出してくる道具なので、何を考えてもバイアスを伴って一面的になってしまいます。

嫌なやつという断面を切り出すと嫌なやつばかりが、好きだと思えばこの人なしではやっていけないという思い込みばかりが膨張してしまう。そのような傾向を持っていますので、自分で考えたことにこだわることには、実は意味がないのです。その逆に、思考がなくても五感は働きます。さきにご紹介したローゼンバーグの訳詩を思い出してください。あの、山を見ているという体験には思考がありません。そして思考がなければないほど、山は鮮やかに見えてくる。最初に述べたあるがままの体験は、思考がないときによりよく働くということです。

思考がなくなって対象があるがままに体験できたときに、智慧と言われる心の働きが現れてきます。智慧とは、事実と出会った瞬間にその本質を見極める力です。これをいかに目覚めさせるかということが、現実を現実のまま捉えていく上でとても大切なポイントになります。

ここで、先ほどの実況中継が役に立つことになります。実況中継をしている間は、思考が入ってきません。言葉が思考の拮抗反応になるからです。それを利用した面白い方法に栗田昌裕の「光の読書（ワナワナリーディング）」があります。「ワナワナ」とは「わかった、なるほど」「わかった、なるほど」と頭の中で唱えながら、音に置き換えずに目で文字を追っていく読書法です。驚くことに、それでも意味はわかるのです。しかも言葉が思考の拮抗反応になるために余計な考えが入る余地がなく、非常に高速で読み進めることが可能になります。

そして、マインドフルネスが認知行動療法とつながる最大のポイントは、先にも述べたように、自己概念（イメージ）に関する扱いです。自己とは、実体ではなく構成概念であると理解するのです。つまり思考が生み出しているものです。

例えば、摂食障害（拒食症、過食症）の患者さんでは、自己概念が外見からの影響を大きく受けています。体重が減れば万能感を持ちますが、体重が増えてしまうと「自分は何の取り柄もない」と考えてしまう。その人の自己評価や自分の価値が、体重や体型によって決まってしまうのです。

うつ病の患者さんであれば、自分の価値は自分が何を成し遂げたかということによって決まるという自己概念が認められます。自分は大きな仕事をした、成し遂げたと思うところに自分の価値があると考え、ひとたび仕事ができないということになると、たちまち自分の価値はゼロになってしまいます。うつになると億劫さが強くなり、気力が低下します。そして自分自身にとって望ましい仕事を成し遂げることができなくなるわけです。そうすると、自分の価値がなくなって、ますます病気が進行してしまいます。そういうところに、うつ病の患者さんの自己概念の特徴が関係していると言われています。

うつ病や摂食障害を発症する人は、もともと性格的、特性的なものとして特徴的な自己概念を持っているのだろうと考えられています。したがって、うつ病の人、あるいは摂食障害の人を認知行動療法的に治療する場合は、最終的には自己概念にまで踏み込まなければ、なかなか本質的な治療にはならないと考えられており、どのようにしてそれを変えていくのかが、認知行動療法の中でも非常に大きなテーマになっています。

マインドフルネスは、そういった問題に対して、自己概念や自己イメージはすべて一時的なものにすぎないのだという非常に過激な解決法を提供しています。どの自己イメージが良くて、どの自己イメージが悪いということではなくて、自己イメージはすべて仮のものにすぎないと考えるのです。不安障害のエクスポージャのところで、不安には始まりがあってピークがあり、ピークを過ぎれば消えてしまい、また元の心の穏やかな状態に戻っていく、ただそれだけの心の中の出来事にすぎないという話をしましたが、自己イメージもそれと同じだというわけです。自己イメージも、あるところで材料があって生まれ、大きくなって力を持ちますが、またどこかで消えてしまう。「自己イメージ＝自分」ではなく、一過性のメンタルイベントにすぎない。そんなふうに考えれば、ストレスを抱え込むことなく、柔軟に生きていくことができるでしょう。これがマインドフルネスの基本的な考え方です。

### 瞬間を生きる

繰り返しになりますが、一貫したアイデンティティーというのは、そもそも構成概念にすぎないと理解してみてください。構成概念というのは、そんなものはどこにもないが、そういうものがあると仮定することでいろいろなことが便利になる、そういう考え方のことです。一貫したアイデンティティーの妥当性を支えているのは記憶だと言えますが、記憶が途切れなくつながっているかと言えば、実際は毎晩睡眠によって途切れていますし、ＥＭＤＲのところでも述べたように、眼球運動といったとても単純な刺激で変容したりもするのです。記憶が本当にアイデンティティーの妥当性を支えているかどうかというと、かなり疑わしいと言わざるを得ないのではないでしょうか。

構成概念にもメリット、デメリットがあって、それは拘束条件を提供することに基づいています。「こういう自分がいる」と思うことで一貫した行動が取りやすくなるのが拘束条件のメリットです。自分という枠に沿って行動していければ、確かに楽です。ところがそれが同時にデメリットにもなるのです。自分がいろいろな友達と付き合いたいと思っていたとしても、ある友達のグループの中で、それが「自分」だという枠を作ってしまうと、別の友達とは付き合えません。一〇代、二〇代の人たちがよく使う「自分のキャラじゃない」といった言葉のように、自分という概念である枠組みを作ると、その外側に出て行くことがなかなかできなくなるのが最大のデメリットです。

本来自分とは、瞬間瞬間に変わっていくものです。瞬間瞬間の自分というのは、五感とイメージで内外の環境を認識する心の働きであると言えます。これは疑いなく存在するでしょう。生きている以上は、外の環境、自分の中の環境を認識する心の働きは存在する。それは瞬間瞬間の自分であって、その瞬間瞬間において対象との間に分離はなく、それを認識しているところに自分がいるわけです。認識の対象が変われば、自分も時々刻々変わります。マインドフルネスでは、そのように一瞬一瞬対象を感知したところで止めて、対象に対する勝手な解釈も、それと関連した自己イメージも作り上げないようにすることを実践していくことを目指しているのです。

## †心の大平原の焚き火

不安に呑み込まれない、あるいは心を閉じないようにすると言っても、なかなかその感覚がつかめないかもしれません。第4章で紹介した、乗り物恐怖に悩んでいたCさんもそうでした。治療者に説明されて、電車に乗る練習をすることが大事だというのは頭では分かるけれども、その場になると気持ちがパニック状態になってしまって、後で何も覚えていないくらい自分を見失ってしまう（不安と同一化している）ようでした。

そこで次のように説明してみました。「不安というのは、心の大平原の中で焚き火が燃えているようなものなのです。焚き火は薪があって燃えており、一時的に激しく燃えることもありますが、燃えるものがなくなってしまえば消えていくでしょう。それをちょっと離れたところから観察しているつもりになってみてください。自分の中に生まれてくる感情や思考は、一時的にパチパチと燃えているだけだから、薪をくべずに眺めていればやがて消えますね」。実際にそう思うようにしてみたところ、自分が不安になった時に、外から眺めることができるようになったと言い、エクスポージャの効果が少しずつ出るようになりました。

また、自分に対する思い込みも問題になります。これは特定の自己概念と自分を同一化してしまっている状態です。Bさんのように、電車に乗るとどきどきして気持ちが悪くなり、「ああ、もうだめだ」と降りてしまう。それを何度も繰り返すと「自分はそういう人間なんだ」「自分は二度と不安な状態から抜け出せないんだ。よくなることなんてないだろう」と考えてしまう。そんな人には、ある程度治療が進んだところで、「病気になる前はどうだったの?」と聞いてみると「いや、普通に仕事していました」。「だったら、不安がなくならないと思うのはどうして? 本当に抜けられないんですか?」とちょっとおどけて聞いてみたりします。これは自分で作り上げた自己イメージを崩していくという働きかけです。

つまり、治療に取り組んでいるのになかなか進まないという場合は、固定化された自己イメージが邪魔をしている可能性があります。自分はゆっくりしかよくなれないと思い込んでいるのです。自分で自分に、「本当にこんなにゆっくりしかよくなれないの?」「自分は○○だって思っているけど本当にそうなの?」と訊ねることができれば、それをきっかけにしてかなり大きく変わり始めることも多いものです。

また、第1章、第2章で詳しく述べた、欲や怒りの問題もこの自己イメージと大きく関わっています。例えば、ものすごく愛情を傾けている恋人がいたとします。ところがその恋人が去っていってしまった。この人がいなくなったら自分はもう死ぬしかない、もう生きていけないと思いつめている。でもそこで「あれ？　あの人がいなくてもわたしはここにいるぞ」というような経験ができると、そこで変わるわけです。あるいは、怒りの場合は、「こいつのことは絶対許さない、こいつのことを許すぐらいならおれも死んでやる」というくらい、ある人にこだわっているとしたら、「本当にそうなの？」と聞いてみる。そういう余裕の持ち方、距離の取り方で、怒りや欲から離れることができるわけです。そうすれば、第1章で紹介したストレスがたまった状態としての「貪瞋癡」からも離れることができるのではないでしょうか。自分で作り上げた自己イメージから自由になるということで、抜け出せる可能性があるということになるのです。

## †不安障害のDさんの場合

Dさんは四〇歳の男性会社員で、全般性不安障害（何でもかんでも心配になる極度の心配性のような病気）で何年も治療に通っていた方です。

大分落ち着いてきたところで、Dさんは「薬をやめたい」と言い出しました。それでも、何でも心配になってしまう方でしたから、「でも、やめたらどうなるか心配だ」「でもやめたい」「でもやめたらどうなるか心配」……というふうに何度も繰り返していました。それでもとうとう、やっぱりもうやめるんだと決めて、「えいやっ」と薬をやめました。すると、ものすごい不安感が襲ってきて、三日三晩眠れなくなってしまいました。

夜になると不安でどうしようもないので、Dさんは一人でカラオケボックスに出かけ、二時間ぐらい歌っていたそうです。歌っているときは、何とか気持ちが楽になるのですが、歌が終わるとガーっと不安が募って、それに呑み込まれてしまう。ただ、ある曲の間奏を聴いている時に、不安がフッとなくなりました。ところが心臓はそれまでで一番強く、爆発しているようにバクバク、バクバクしています。でも、不安はないので家に帰れるなと思い、家に帰って布団に入りましたが、ずっと胸がドキドキしていて眠れません。でも不安はなくて、明け方ちょっとうとうとできた。そういう日があったと話をしてくれました。そしてその次の日からは眠れるようになって、結局薬も止めることができました。

Dさんにとって、この体験はどんな意味があったのでしょう。それは、「不安がなくても自分はいる」というとても新鮮な体験になったようです。それまで、Dさんにとって不安がないという現実はあり得なかったのです。でもこの体験で、ある瞬間に不安がないことに気がつきました。でも心臓はバクバクすごい勢いで打っている。そんなときそれまでは、不安でどうしようもない状態だったはずなのです。でも不安がない。それでも自分がいるんだということに、Dさんは気がついたわけです。

この体験を通して、Dさんは「不安な自分」との同一化から離れることができ、その結果「不安障害のDさん」でもなくなったと言えるでしょう。

## †マインドフルな生活

これまでマインドフルネスの臨床的な効果について述べてきましたが、患者さんでも健康な方でも、マインドフルネスを生活全般に行き渡らせることができれば、さらに効果は大きくなると考えられます。

例えば、約束の時間に遅れそうで急いでいる時、長い赤信号にひっかかったりすれば、とてもイライラします。場合によっては心臓がドキドキしたり胃が痛くなったりするかもしれません。頭の中では、待たされて怒っている相手と平謝りしている自分が浮かんできたりして、焦りと不安に我を忘れ、「今、ここ」に存在できなくなってしまいます。そのような時、赤信号を一つの合図にして、立ち止まり、「息を吸って吐いて今の瞬間に戻る」

とやってみてはどうでしょう。心も身体も今に立ち戻り、リフレッシュされるのが分かるはずです。

さらに何か作業をする時には、「行為者なき行為」という態度を維持するようにしてみます。皆さんも、掃除や皿洗いなどの単純作業に没頭して雑念が消えた体験をお持ちではないでしょうか。何らかの作業にしばらくの時間取り組み、途中で雑念が浮かんできたら、静かに目の前の作業に戻ることを繰り返すのです。リラクセーションのところに出てきた、ある対象に集中してそれたら戻る。それと同じ要領です。

あるいは、自分が仮に大変なストレス状況にいたとしても、自分を悲劇のヒロイン／ヒーローにしても何にもいいことはありません。苦しみが増えるだけです。そこでも、心や身体の痛みを自覚したところで止めて、それ以上は考えないようにします。そして、目の前のことに集中するように常に心がけ、マインドフルネスを実現できるようにしていけば、気が重くなって落ち込んだり、不安になることはどんどん減っていくでしょう。気の重さとは、実は余分な思考の重さだと考えてみると、余計なことは考えないでおこうという気持ちになれると思います。

そうやって常に、今、目の前にあることに戻っていく。そういうふうにしていくことができれば、余計な怒りを抱え込んだり、自分の執着に苦しめられたりすることも減っていくと思います。

## †脳のアンチエイジング

マインドフルネスは脳にどんな変化を起こすのでしょうか。第3章のリラクセーションの身体的効果のところでも紹介した非常に印象的な研究で、マインドフルネスを一〇年、二〇年と継続して実施した人の大脳皮質の厚みを、そうでない人と比較したところ、驚くべきことに、いくつかの場所で差が認められたのです。まず、図1の1番です。1番は島《とう》と呼ばれる場所で、身体感覚の最も高次の中枢です。この瞑想法では、呼吸に伴う身体の膨らみ／縮みを観察しており、その変化を感じ取る部位に相当すると考えられます。

従来から、脳細胞は生まれたときから減る一方で脳は萎縮していくけれども、細胞が増えたり神経の構造が変わったりすることはないと理解されてきました。しかし、近年そうではなくて、使った場所は神経細胞自体ではないとしても、神経を養う細胞が増えたり、あるいは神経線維が増えたり、細胞と細胞の間の連絡が増えたりということで、容積や体積が大きくなることが分かってきました。

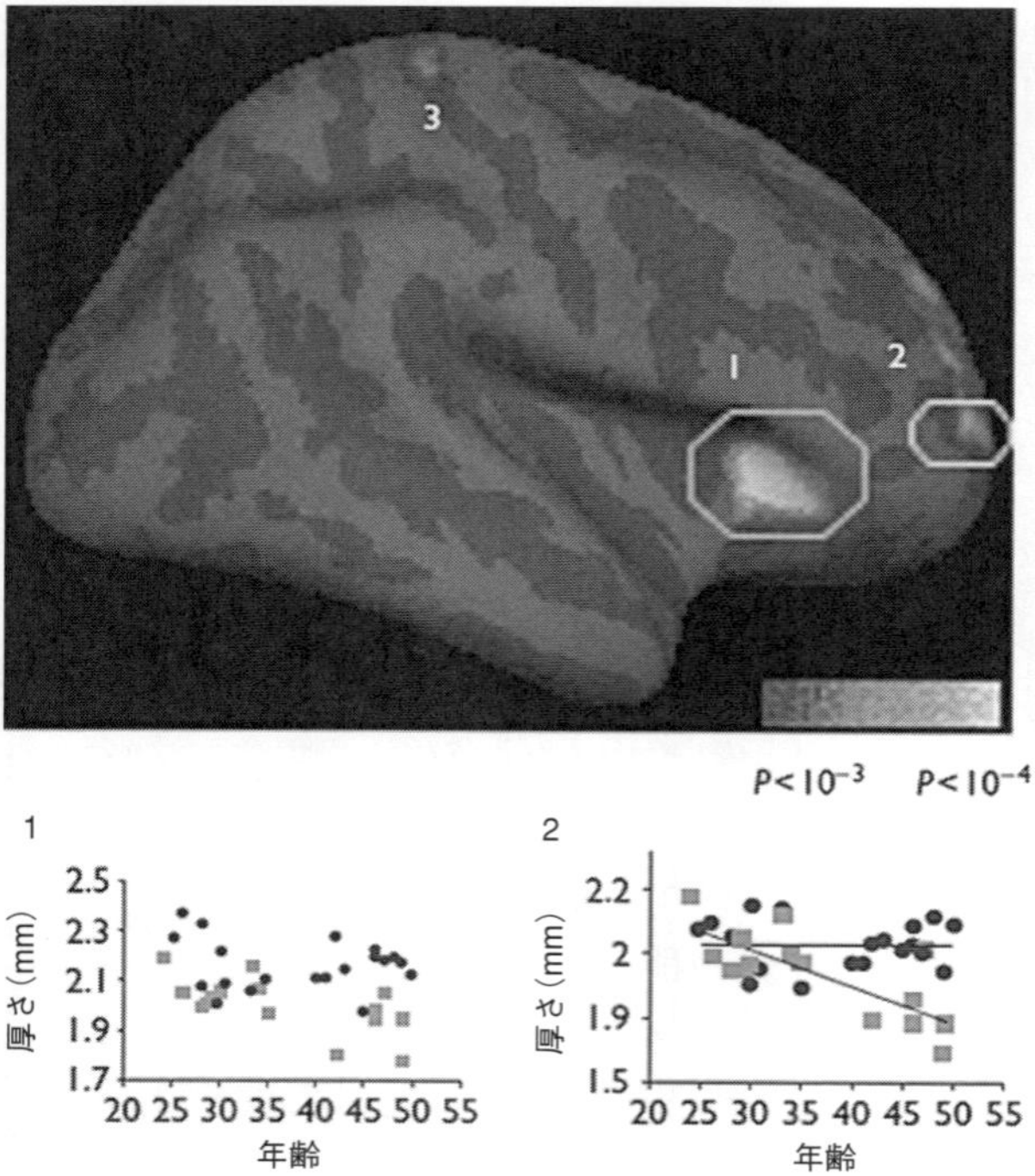


図１　マインドフルネス瞑想による皮質厚の局所的増加（レイザーほか、2005）

数年前に『ネイチャー』に報告されたB・ドラガンスキーらの研究によると、お手玉の練習をすると、お手玉をコントロールするのに関係する後頭葉の一部が両側性に肥大しました。何ヶ月か練習すると、その部位の容積が大きくなってきますが、練習をやめるとまた元に戻ります。人間の脳は、かなり柔軟に変化しているのです。ちょうど筋肉が、使えば肥大し、運動をやめれば減るように、脳も変化していることが分かってきました。筋肉を使えば筋肉が肥大するのは実感として分かりやすいと思いますが、脳を使えば脳も肥大するのです。これは驚くべきことではないでしょうか。

図の2番は、背内側を含む内側の前頭前野です。これは実は、パニック障害の認知行動療法で糖代謝が高まった部位ときれいに一致しています。これはブロードマンの9野、10野といわれる場所で、ここでもやはり大脳皮質の容積が増えています。

もう一つ非常に面白い所見としては、図1の2のグラフに示したコントロール群、つまりマインドフルネス瞑想をしていない人たちとの比較です。前頭前野の2番の部位の厚みが年齢とどんな関係を持っているかを調べてみると、コントロール群（四角形のドット）では大脳皮質の厚みが加齢とともに薄くなっていきます。つまり前頭前野が萎縮していきます。ところがマインドフルネスを行っている人たち（丸のドット）では、厚みに変化が

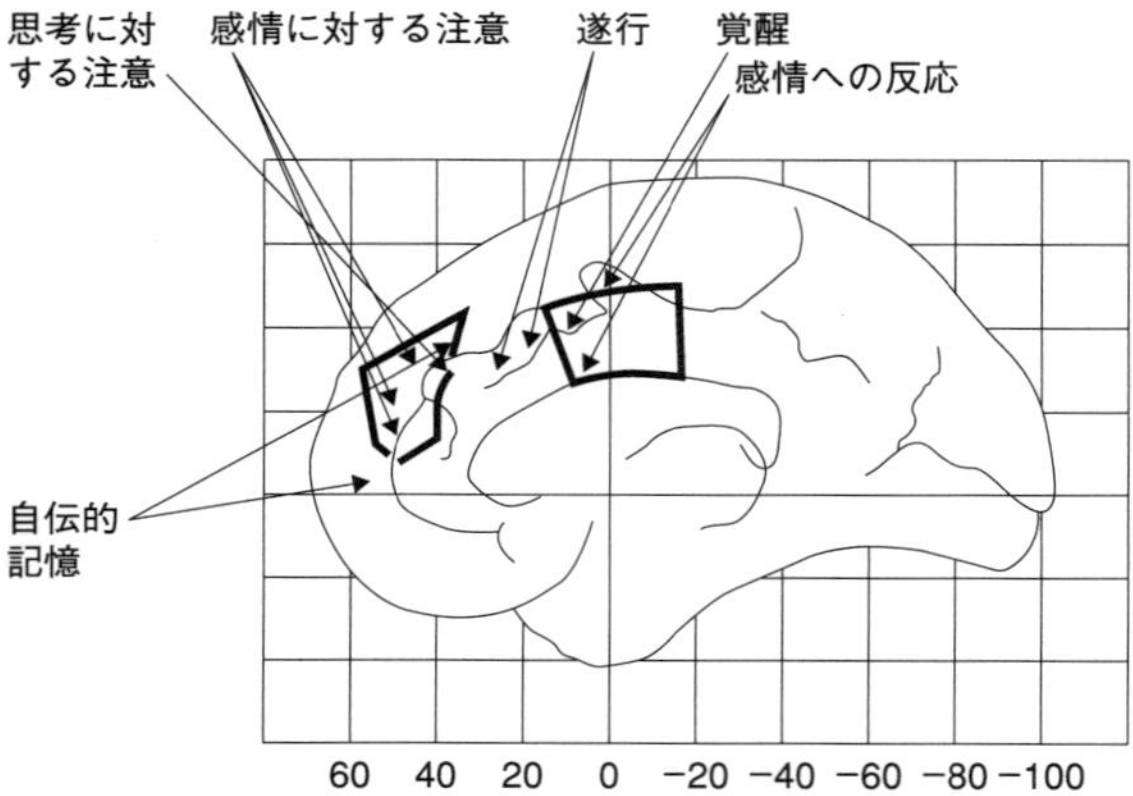


図2　内側前頭前野の働き（フリスほかを一部改変、2003）

起きません。このことは第3章でも紹介したように、アンチエイジングという意味で、非常に大きな意味を持っていると思います。マインドフルネスの実践によって、前頭前野を使うと通常老化によって起こる萎縮が起こらないのです。恐らく脳の機能も保たれやすくなるだろうと考えられます。

これまでに何回も取り上げてきた前頭前野背内側部が何をしているのかをまとめたのが、図2です。前頭前野の背内側部は、感情に対する注意、思考に対する注意といった機能を持っています。つまり、自分の心の中の感情や思考の動きを客観的に観察する能力、さらにほかの研究も合わせて言うと、自分の心だけではなく他者の心に対する認識も、この部位でなされています。自分が持っている心と同じものを隣の人も持っていて、その動きも自分は感じ取ることができるんだという心の機能（第2章の始めに「心の理論」という言葉で紹介したものです）が、この部位によってコントロールされていることが示されています。

マインドフルネスとは、自分の思考や感情に巻き込まれずに、それを外から客観的に観察していこうという方法ですが、その働きが、この脳部位で行われていると考えられるわけです。パニック障害の認知行動療法のエクスポージャ治療でも同じ場所が使われているということを考えると、エクスポージャがうまく進むことと、マインドフルネスに類する心理状態を持つことが、深い関連を持っていると考えられるでしょう。

外から人の心の動きも見えるということは、自分の心の動きもそれと同じぐらい外から見えているということです。だからこの脳の部位をしっかり使うことが、病的な不安や抑うつに陥らずに、ストレスの影響も過度に受けずに生きていく一つのポイントになるのではないかと思います。

そういう意味でも、リラクセーション、認知行動療法、マインドフルネスの三者が、脳で見るとかなりつながりを持っていることが分かっていただけたのではないでしょうか。

## †「自分」はどこにいるのか

この章の最後に、マインドフルネスの実践を続けることによって、自己の客観的観察に関連した脳部位が活動を高める意義に関して考えてみましょう。

それはマインドフルネスが、先に述べたように、様々な自己概念や「私」という感覚そのものから自由になることを目指していることと関連しているのではないかと思われます。マインドフルネスでは、すべての前提条件を排し、あるがままに自己を観察し尽くすことによって、「自分」と呼べるものはどこにも存在しないという認識に至るという方向性を持っています。そうなると、実践によって活動を強めていた背内側前頭前野は、瞬間瞬間成立している「自分」における何らかの機能を分担していると考えた方がよいのかもしれません。

そこで、今後さらに、マインドフルネスに関わる脳の画像研究を進展させるためには、仏教が「自分」をどのように捉えているかを理解しておくことが参考になる可能性もあるでしょう。初期仏教では、自分とは「色《しき》、受《じゅ》、想《そう》、行《ぎょう》、識《しき》」が集まっただけのものと想定しています。これは五蘊《ごうん》といいますが、「色：身体機能、受：センシング機能、想：データベース機能、行：モチベーション機能、識：インタープリター機能」と言い換えられます。つまり、理論的にも自分という実体はないという考え方をしているわけです。

この仏教の理解がある程度妥当性を持つとすれば、上記の五つの機能に関連している脳内部位のネットワークの機能や構造が、瞑想によって変化していくという作業仮説が構築できるかもしれません。背外側前頭前野の解釈・遂行機能は「識」に関わっており、腹側前頭前野の意志決定機能は「行」に、頭頂後頭葉の知覚イメージ機能や背内側前頭前野の自己観察機能は「受」に、さらには、内側頭頂葉の自己言及・参照機能は「想」に関わっている、といった具合です。

今後さらにこの分野での脳機能研究が進展することによって、ストレスやそれからの解放において脳が果たす役割と、理想的な脳の状態を作り出すための方法論がより一層明らかになることを期待したいと思います。

終章

# ストレスを味方に

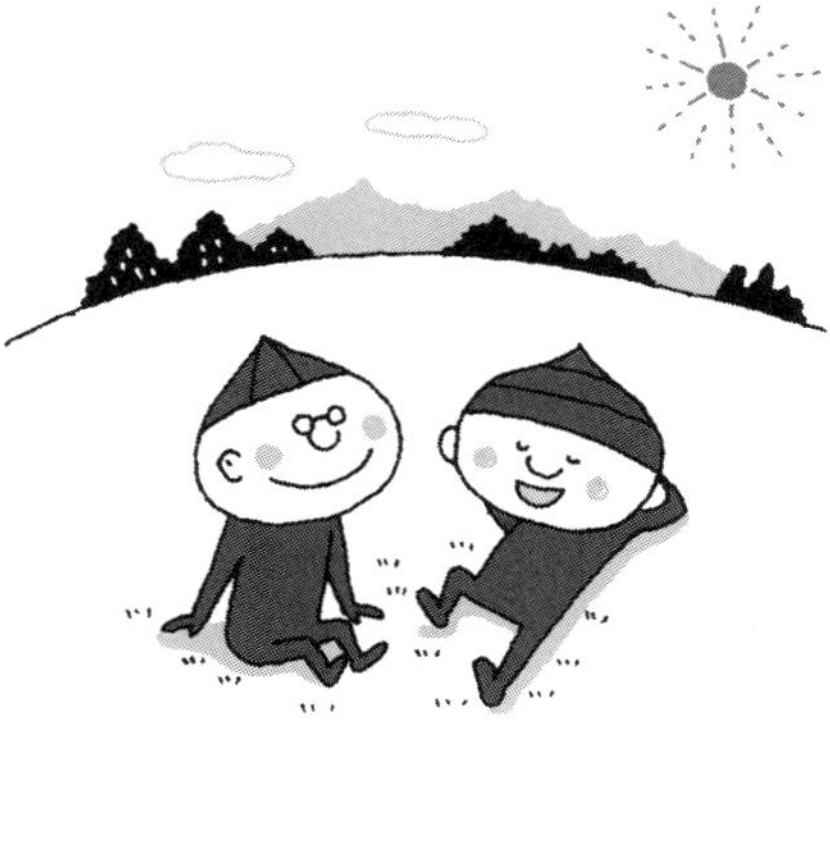

## †つぶれなければ強くなる

さて、ここまで、ストレスのことを諸悪の根源のように説明してきましたが、実は現実にはそうなっていない面があるからややこしいのです。その理由は、人間は死ぬまで成長していけるということに関係しています。毎日ジョギングしていれば、次第に心肺機能がアップして体力がついてくるように、心もストレスのある状況に適応し続けていけば次第にストレスに対する抵抗力を高めていけるということなのです。

これは、実は身体の中のミクロなレベルでも成り立っており、多くの基礎研究によって、軽度から中等度のストレス負荷を受けた場合、生体内では様々なホルモン、サイトカイン、ストレスタンパク質などが生成され、それらの物質が総じてストレス耐性を増す方向に作用しているという驚くべき結果が示されています。ここでも、進化の妙を感じるのは筆者だけではないでしょう。

もちろんそうは言っても、つぶれてしまっては、病気になったり、下手をすると寿命を縮めたりすることにもなるので、そうならないようにうまく乗り切っていく必要があります。そこで、以上で述べてきた「力まず、避けず、妄想せず」といった方法は、様々なストレッサーにさらされながら、どうやってつぶれずに毎日を過ごしていくかという工夫であったと考えていただければよいと思います。

その際、「力まず編」で述べたように、ストレスは負債、リラクセーションは貯金と考えてみるとよいでしょう。もちろん借金はなるべくしないようにした方がよいのですが、何か新しいことを始めたり、事業展開するためには、負債をうまく使うことも不可欠になります。われわれ個人のレベルでは、クレジットカードによる分割払いなどを考えれば分かりやすいかもしれません。ただ、負債が膨らんでしまって返済の見込みが立たなくなると大変なことになるので、起債するとともに、リラクセーションによって毎日コツコツと貯金を積み立てていくことも忘れないようにということがポイントになるわけです。

長い人生の中で、どうにも大変な時には、毎日を乗り切っていくだけで精一杯という時期もあるかもしれませんが、逆に言えば、一日一日に集中すれば何とか乗り切ることができるとも言えるでしょう。これが実はマインドフルネスの方法論と近いのです。余計なことを考えずに目の前の現実を乗り切る、そして、また次に目の前に現れてくる現実を乗り切る、と続けていると、いつの間にか、周りの風景も変わってきて、問題が問題ではなくなっていくのではないでしょうか。

しかし、ここで翻って考えてみれば、われわれにとっての一番確実な事実は、誰でも数十年以内には死ぬということかもしれません。だとすれば、何を手に入れようと、誰に勝とうと、どこにたどり着こうと大したことではないとも考えられるでしょう。つまり、われわれは基本的に、何も握りしめていないし、誰とも戦っていないし、どこにも向かってはいない、と考えた方が事実に近いといえるかもしれません。そしてそう考えれば、たいがいのことはストレスと感じることもなく、今を充実させて生きていけるのではないでしょうか。

### †行動を変えていくための指針

この本は、毎日のストレスに負けずに、心身ともに充実して暮らしていくためのポイントを、行動医学と呼ばれる専門分野の知見に基づきなるべく分かりやすく解説しようとしたものでした。

医学は基本的に人間を身体面から解明していく応用科学の一分野であり、それに基づく治療の方法である医療も身体に直接働きかける薬か、手術が中心になって発展してきました。実際読者の皆さんが病気になってクリニックや病院に行っても、症状について聞かれ、診察を受け、血液検査やレントゲン検査を受け、そして、薬を処方されるか手術で治療をしてもらうかがほとんどでしょう。

しかし、一〇年ほど前に、その当時の厚生省によって生活習慣病と言う素晴らしい概念が導入され、患者さん自身が自分の食事や運動をコントロールしていくこと（セルフケア）の大切さが強調されるようになりました。まさにここで言う「生活習慣」が、第2章でも述べた通り、行動医学の「行動」に相当するのですが、おかしなことにわれわれ医師は、この「行動」をどう扱えばよいかに関して、医学部ではほとんど教育を受けていないのです。その理由には、医学が絶望的なくらい、人間を身体面から見る学問として発達してきたという歴史が関係していると思われます。

一方で、こういった「行動」を扱う科学の分野は行動科学と呼ばれますが、第2章でも説明したように、その中核になる学問が実は心理学であり、確率論的に捉える必要があるという点からデータ解析法が必須要素になっているのです。ここで、心理学は「心」を扱う学問ではなくて「行動」を扱う学問だったのかと不思議に思った方もいるかもしれませんが、そこが理解できれば大学教育における多くの謎が解明できます。それは、なぜ医学部では「生活習慣」をどう扱えばよいかが正式に教育されていないのか、なぜ心理学科では人間の心を直接扱うことよりも動物実験を含めた基礎的研究が重視されているのか、心理学科は文系なのになぜ統計学が必須科目になっているのか、などなどです。

読者の皆さんが、例えば生活習慣病になって病院に行ったとして、「食事や運動をしっかりとコントロールしていただかないと病気はよくなりません。でもそのコントロールの方法を教えてあげることはできないんです」「痛風の発作にはストレスも関係していると言われますからストレスをためないようにして下さい。その方法は自分で考えてくださいね」と言われては困ります。そこで、必要に迫られて行動科学の知見を医学に取り込んでいこうとする分野（＝行動医学）が生まれ、近年急速に発展してきたわけです。

そして医療の現場では、それと並行してチーム医療ということがしきりと言われるようになり、看護師、理学療法士、作業療法士、言語療法士、ケースワーカー、ソーシャルワーカー、栄養士、薬剤師、そして心理士などのコメディカルと言われる多くの職種の人たちが医療に関わるようになってきましたが、行動医学こそがコメディカルの人たちの活動に基盤を与える学問分野と考えてみると分かりやすいでしょう。

つまり、生活習慣病をはじめとした現代病の治療は、身体の専門家である医師だけでは完結せず、生活習慣＝行動を変えていくために、多くのコメディカルを含むチーム医療と、患者さん自身の主体的参加が必須になるのです。その際の指針を与えてくれるのが行動医学であり、本書はその基本的な方法論を解説したものであったとご理解いただければと思います。

# あとがき

本書では、行動医学の知見に基づいて、皆さんのセルフケアを助ける確かな方法論があることを説明してきました。しかし、本書を結ぶに当たって、現在の日本では、主に二つの問題から、医療機関で本格的な行動医学の治療を受けることは難しいことも正直にお伝えしておかなければならないと思います。

その一つは、医療保険の問題です。現在の医療保険制度の下では、薬や外科手術、それに様々な検査法に対する給付は厚いのですが、患者さんのセルフケアを助けるような治療法は非常に不十分な評価しか受けていないのです。そうなると、必然的に多くの患者さんの治療をしないと医療経済上成り立たなくなります。実のところ、私の外来にしても、一時間に五、六人の患者さんであふれかえっており、それでも現在の医療保険のシステム下では、心療内科の収益は大変低いのです。つまり、目の前にいる患者さんに、リラクセーションや行動変容が必要だと思っても、一人ひとりに十分な時間をかけて、アセスメントから具体的な方法の提案、そしてフォローアップを行う余裕がないということになっています。近い将来、ぜひとも医療保険制度の抜本的改正を期待したいと思います。

それでは、チーム医療をすればよいかと考えてみると、そこに第二の問題が立ちはだかることになります。それは、臨床心理の国家資格が未だに認められていないことです。そのため、行動医学の一番の担い手であるはずの心理スタッフが医療の現場にはほとんどいないということになっているのです。この状況を一日も早く解決することが、わが国における行動医学の健全な発展を促すことになるのは間違いありません。

しかし、ここまで本書を読んでくださった方には、必ずしも気落ちする必要もないことが分かっていただけると思います。なぜなら、行動医学による治療の中心はセルフケアの練習であり、正しい方法さえ分かれば、その成果のかなりの部分を手にすることができるからです。

私自身は右に書いたようなわけで、一人ひとりの患者さんとはあまり長くお会いできませんが、ただそのような中でも、色々な患者さんと一緒に治療を進めてくるうちに、短い時間でも何とかお役に立ちたいと思い工夫してきたこともあり、気づかせていただいたことも多くありました。そのような経験がこの本のベースになっていることは間違いありません。一緒に治療に取り組んでくださった多くの患者さん達に心からの感謝の気持ちを述べたいと思います。

そして、教育経験は、まとまった形で知識を提供する必要があるため、より直接的にこの本の基になったと言うこともできます。東京大学医学部・大学院医学系研究科での講義や実習などでの経験ももちろんのことですが、平成一七年度から担当した早稲田大学大学院人間科学研究科での「行動医学特論」の講義が、この本の内容の直接の下敷きになっています。必ずしも理解の容易な内容ばかりではなかったと思いますが、目を輝かせて毎回参加してくださった大学院生の皆さんのおかげで、ここまでたどり着けたと思っています。

また、これまで教室の先輩、同僚、後輩と一緒に、多くの行動医学的研究に取り組んできた成果が、この本の豊かな素材を提供してくれたことも間違いありません。一人ひとりの名前を記すことはできませんが、多くの同僚への感謝の気持ちをここに表明したいと思います。

さて、ちくま新書の磯さんには、最初にお話をいただいてから、私が仕事に取りかかるのが遅いために、随分お待ちいただきました。「多少とも読者のものの見方が変わるような内容を」というお話を念頭に筆を進めてきましたが、ご期待に添えるようなものになったかどうか、皆さんの忌憚のないご意見をお寄せいただければ幸いです。

二〇〇七年六月

熊野宏昭

ちくま新書
674

# ストレスに負《ま》けない生活《せいかつ》
——心《こころ》・身体《からだ》・脳《のう》のセルフケア

二〇〇七年八月一〇日　第一刷発行
二〇二二年四月二〇日　第一〇刷発行

著者　熊野宏昭（くまの・ひろあき）
発行者　喜入冬子
発行所　株式会社　筑摩書房
東京都台東区蔵前二-五-三　郵便番号一一一-八七五五
電話番号〇三-五六八七-二六〇一（代表）
装幀者　間村俊一
印刷・製本　三松堂印刷　株式会社


ISBN978-4-480-06376-2 C0211

# ちくま新書

434 意識とはなにか ——〈私〉を生成する脳 茂木健一郎

物質である脳が意識を生みだすのはなぜか？ すべてを感じる存在としての〈私〉とは何ものか？ 人類に残された究極の問いに、既存の科学を超えて新境地を展開！

381 ヒトはどうして老いるのか ——老化・寿命の科学 田沼靖一

生命にとって「老い」と「死」とは何か。生命科学の成果をもとにその意味を問いながら、人間だけに与えられた長い老いの時間を、豊かに生きるためのヒントを提示する。

363 からだを読む 養老孟司

自分のものなのに、人はからだのことを知らない。たまにはからだのことを考えてもいいのではないか。口から始まって肛門まで、知られざる人体内部の詳細を見る。

998 医療幻想 ——「思い込み」が患者を殺す 久坂部羊

点滴は血を薄めるだけ、消毒は傷の治りを遅くする、抗がん剤ではがんは治らない……。日本医療を覆う、根拠のない幻想の実態に迫る！

982 「リスク」の食べ方 ——食の安全・安心を考える 岩田健太郎

この食品で健康になれる！ 危険だから食べるのを禁止する？ そんなに単純に食べ物の良い悪いは決められない。食品不安社会・日本で冷静に考えるための一冊。

940 慢性疼痛 ——「こじれた痛み」の不思議 平木英人

本当に運動不足や老化現象でしょうか。家族から大袈裟といわれたり、未知の病気じゃないかと心配していませんか。さあ一緒に「こじれた痛み」を癒しましょう！

919 脳からストレスを消す食事 武田英二

バランスのとれた脳によい食事「ブレインフード」が脳のストレスを消す！ 老化やうつに打ち克ち、脳の健康を保つための食事法を、実践レシピとともに提示する。